中医适宜技术操作入门丛书

图解

耳针疗法

- 总 主 编　张伯礼
- 副总主编　郭　义　王金贵
- 主　编　李桂兰　王娟

中国健康传媒集团
中国医药科技出版社

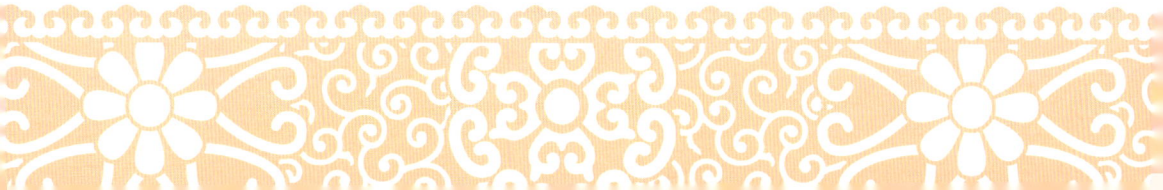

内容提要

本着"看得懂、学得会、用得上"的编写原则，本书重点突出耳针疗法的临床操作技术及相关知识。全书图文并茂，更配以操作视频，用二维码的形式附于正文相应位置，方便实用，真正实现"看得见的操作、听得见的讲解"。该书适合广大针灸临床工作者、基层医师及中医爱好者参考阅读。

图书在版编目（CIP）数据

图解耳针疗法 / 李桂兰，王娟主编 . — 北京：中国医药科技出版社，2018.1
（中医适宜技术操作入门丛书）
ISBN 978-7-5067-9629-3

Ⅰ . ①图… Ⅱ .①李…②王… Ⅲ .①耳针疗法—图解 Ⅳ .① R245.32-49

中国版本图书馆 CIP 数据核字（2017）第 250811 号

ISBN 978-7-88728-192-0
本书视频音像电子出版物专用书号：

9 787887 281920 >

美术编辑 陈君杞
版式设计 也 在

出版	**中国健康传媒集团** 中国医药科技出版社
地址	北京市海淀区文慧园北路甲 22 号
邮编	100082
电话	发行：010-62227427 邮购：010-62236938
网址	www.cmstp.com
规格	710 × 1000mm $^1/_{16}$
印张	13
字数	147 千字
版次	2018 年 1 月第 1 版
印次	2018 年 9 月第 2 次印刷
印刷	北京盛通印刷股份有限公司
经销	全国各地新华书店
书号	ISBN 978-7-5067-9629-3
定价	**39.00 元**

王序

　　中医药是中国古代科学技术的瑰宝，是打开中华文明宝库的钥匙。一直以来，中医药以独特的理论、独特的技术在护佑中华民族健康中发挥着独特的作用。正如习近平总书记在全国卫生与健康大会上所强调的，中医药学是我国各族人民在长期生产、生活和同疾病做斗争中逐步形成并不断丰富发展的医学科学，是我国具有独特理论和技术方法的体系。

　　"千淘万漉虽辛苦，吹尽狂沙始见金。"从针刺到艾灸，从贴敷到推拿，从刮痧到拔罐，这些技术经过历史的筛选，成为中医药这个宝库中的珍宝，以其操作便捷、疗效独特、安全可靠受到历代医家的青睐，并深深地融入人民群众的日常生活中。这些独特的技术不仅成为中医药独特的标识基因，更成为人民群众养生保健、疗病祛疾的重要选择。

　　党的十八大以来，以习近平同志为核心的党中央把中医药提升到国家战略高度、作为建设健康中国的重要内容，提出了一系列振兴发展中医药的新思想、新论断、新要求，谋划和推进了一系列事关中医药发展的重大举措，出台了《中华人民共和国中医药法》，印发了《中医药发展战略规划纲要（2016—2030年）》，建立了国务院中医药工作部际联席会议制度，发表了《中国的中医药》白皮书，推动中医药从认识到实践的全局性、深层次的变化。

　　刚刚胜利闭幕的党的十九大，作出了"坚持中西医并重，传承发展中医药事业"的重大部署，充分体现了以习近平同志为核心的党中央对中医药工作的高度重视和亲切关怀。这为我们在新时代推进中医药振兴发展提供了遵循、指明了方向。

习近平总书记指出，坚持中西医并重，推动中医药与西医药协调发展、相互补充，是我国卫生与健康事业的显著优势。近年来，我们始终坚持以人民为中心的发展思想，按照深化医改"保基本、强基层、建机制"的要求，在基层建立中医馆、国医堂，大力推广中医适宜技术，提升基层中医药服务能力。截至2016年底，97.5%的社区卫生服务中心、94.3%的乡镇卫生院、83.3%的社区卫生服务站和62.8%的村卫生室能够提供中医药服务。"十三五"以来，我们启动实施了基层中医药服务能力提升工程"十三五"行动计划，把大力推广中医适宜技术作为工作重点，并提出了新的更高的要求。

在世界中医药学会联合会中医适宜技术评价与推广委员会、中国健康传媒集团和天津中医药大学的大力支持下，张伯礼院士、郭义教授组织专家对21种中医适宜技术进行了系统梳理，包括拔罐疗法、推拿罐疗法、皮肤针疗法、火针疗法、刮痧疗法、耳针疗法、电针疗法、水针疗法、微针疗法、皮内针疗法、子午流注针法、刺络放血疗法、穴位贴敷疗法、穴位埋线疗法、艾灸疗法、自我康复推拿、小儿推拿、推拿功法、伤科病推拿、内科病推拿、食养食疗法，从基础理论、技法介绍、临床应用等方面详细加以阐述，编纂成《中医适宜技术操作入门丛书》。该丛书理论性、实用性、指导性都很强，语言通俗，图文并茂，还配有操作视频，适合基层医务工作者和中医爱好者学习使用。

希望这套丛书能够让中医适宜技术"飞入寻常百姓家"，更好地造福人民群众健康，为健康中国建设作出贡献。

国家卫生计生委副主任
国家中医药管理局局长
中华中医药学会会长
2017年10月

张序

2016 年 8 月，全国卫生与健康大会在北京召开。这是新世纪以来，具有里程碑式的卫生工作会议，吹响了建设健康中国的号角。习近平总书记出席会议并发表重要讲话。他强调，没有全民健康，就没有全面小康。要把人民健康放在优先发展的战略地位，以普及健康生活、优化健康服务、完善健康保障、建设健康环境、发展健康产业为重点，加快推进健康中国建设，为用中国式办法解决世界医改难题进行了具体部署。

习近平总书记指出，在推进健康中国建设的过程中，要坚持中国特色卫生与健康发展道路。预防为主，中西医并重，推动中医药和西医药相互补充、协调发展，努力实现中医药健康养生文化的创造性转化、创新性发展。中医药要为健康中国建设贡献重要力量。

中医药学是中华民族在长期生产与生活实践中认识生命、维护健康、战胜疾病的经验总结，是中国特色卫生与健康的战略资源。广大人民群众在数千年的医疗实践中，积累了丰富的防病治病经验与方法，形成了众多有特色的中医实用适宜技术。前几十年，由于以药养医引致过度检查、过度医疗，使这些适宜技术被忽视，甚至丢失。这些技术简便验廉，既可以治病，也可以防病保健；既可以在医院使用，也可以在社区家庭应用，在健康中国的建设中大有可为，特别是对基层医疗单位具有重要的实用价值。

记得 20 世纪六七十年代有一本书，名为《赤脚医生手册》，这本深紫色塑料皮封面的手册，出版后立刻成为风靡全国的畅销书，赤脚医生几乎人手一册。从常见的感冒发热、腹泻到心脑血管疾病和癌症；从针灸技术操作、中草药到常用西药，无所不有。在长达 30 年的岁月里，《赤脚医生手册》不仅在经济不发达的缺医少药时代为我们国家培养了大量赤脚医生和基层工作人员，解决了几亿人的医疗问题，立下汗马功劳，这本书也可以说是全民健康指导手册。

编写一套类似《赤脚医生手册》的中医适宜技术丛书是我多年的夙愿。现在在医改深入进程中，恰逢其时。因此，我们组织天津中医药大学有关专家，在世界中医药学会联合会中医适宜技术评价和推广委员会、中国针灸学会刺络与拔罐专业委员会的大力协助下，在中国医药科技出版社的支持策划下，对千百年来医家用之有效、民间传之已久的一些中医适宜技术做了比较系统的整理，并结合医务工作者的长期实践经验，精心选择了 21 种中医适宜技术，编撰了这套《中医适宜技术操作入门丛书》。

丛书总体编写的原则是：看得懂，学得会，用得上。所选疗法疗效确实，安全性好，针对性强，重视操作，力求实用，配有技术操作图解，清晰明了，图文并茂，并把各技术操作方法及要点拍成视频，扫二维码即可进入学习。本丛书详细介绍了各种技术的操作要领、操作流程、适应证和注意事项，以及这些技术治疗的优势病种，使广大读者可以更直观地学习，可供各级医务工作者及广大中医爱好者选择使用。当然，书中难免会有疏漏和不当之处，敬请批评指正，以利再版修正。

中国工程院院士

天津中医药大学校长

中国中医科学院院长

2017 年 7 月

前言

中医是中华民族在长期的生产与生活实践中认识生命、维护健康、战胜疾病的宝贵经验总结。广大人民群众在数千年的医疗实践中积累了丰富的防病治病的方法，从而形成了众多中医特有的实用疗法。它们是我国传统医学宝库中的一大瑰宝，也是中医学的重要组成部分。

为了继承和发扬这些中医特有的宝贵经验，普及广大民众的医学保健知识，满足广大民众不断增长的自我保健需求，中国医药科技出版社和世界中医药学会联合会组织有关专家，根据中医药理论，对千百年来民间传之已久、医家用之于民、经实践反复验证而使用至今的一些中医实用技术做了系统整理，并结合医务工作者们的长期实践经验，精心选择了 21 种中医实用疗法，编撰了这套《中医适宜技术操作入门丛书》。

本丛书所选疗法疗效确实，针对性强，有较高的实用价值。本着"看得懂，学得会，用得上"的原则，我们在编写过程中重视实用和操作，文中配有操作技术的图解，语言表达生动具体、清晰明了，力求做到图文并茂，并把各技术操作方法及要点拍成视频，主要阐述它们的技术要领、规程、适应证和注意事项，使广大读者可以更直观更简便地学习各种技术的具体操作流程。这些适宜技术不但能够保健治病，在关键时刻还可以救急保命，具有疗效显著、取材方便、经济实用、操作简便、不良反应少等特点，非常适合基层医疗机构推广普及，有的疗法老百姓也可以在医生的指导下用来自我治病和保健。

　　本丛书在编写过程中得到了世界中医药学会联合会和中国医药科技出版社的大力支持，中医界众多同道也提出了许多有建设性的建议和指导，由于条件有限，未能一一列出，在此我们深表谢意。由于编者水平有限，书中难免会有疏漏和不当之处，敬请批评指正。

丛书编委会

2017 年 7 月

编写说明

耳针疗法是针灸学的重要组成部分，是使用一定方法刺激耳穴以防治疾病的一种疗法。

本书的特点是尊重传统、重点突出、言简意明、图文并茂。编撰目的主要有两个方面：一是普及耳穴治未病知识，让读者在家里就能通过耳穴贴压、耳穴按摩等方法预防疾病，二是普及耳针操作技术。按照2008年国家发布的耳针标准，把标准的耳穴定位和规范的耳针技术展现给读者，使广大读者通过看图就能掌握耳穴的准确定位和耳针的操作技能要领，了解耳穴的临床魅力。

全书共分为基础篇、技法篇和临床篇三个部分。基础篇系统介绍了国内外耳针发展及耳穴应用的理论依据；技法篇主要阐述了临床常用的耳穴刺激方法，引用了国标《针灸技术操作规范第3部分：耳针》的操作规范技术，用图解的方式，力求把操作的关键和技巧表述清楚，方便读者学习运用；临床篇主要从内科、妇科、儿科、五官科、皮肤科、戒断综合征及预防保健美容等多个方面介绍了耳穴的治疗方法，按照最新国标"耳穴名称与定位"，把病症取穴准确地标示出来，既简明易懂、便于记忆，又易于操作、安全有效，力争使本书具有较高的科学性、实用性、先进性和规范性。

由于水平有限，在编写中难免存在疏漏之处，敬请读者批评指正。在本书编撰中，我们参考引用了许多专家、学者的资料，并将参考的相关文献、书籍附录于书末，在此向各位作者表示诚挚的谢意！

编　者

2017年6月

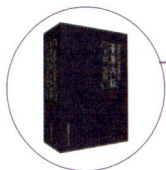

目录
CONTENTS

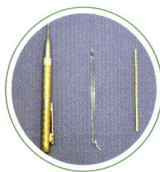

技
法
篇

技法篇

图解
耳针疗法
TUJIE
ERZHEN
LIAOFA

技法篇

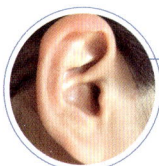

061~183

临床篇

临床篇

图解
耳针疗法
TUJIE
ERZHEN
LIAOFA

临床篇

耳针疗法

是指使用一定方法刺激耳穴以防治疾病的一类疗法。古代称耳针为"小针""微针"或"耳底神针"等。中医学认为耳与经络和五脏六腑有密切的联系。藏象学说对耳针临床实践具有一定的指导意义。耳针疗法因其操作简便，可持续起效，无毒副作用，易被患者接受，故在临床医疗实践中普遍应用。

基础篇

第一章

耳针的起源和发展

第一节　在我国的发展历史

耳针是中国针灸学的重要组成部分，从古至今被广泛用于多种疾病的预防和治疗。历史关于耳针的最早记载见于湖南长沙马王堆三号汉墓出土的《帛书》中的《足臂十一脉灸经》，此书是我国目前发现最早的经脉学专著，记载了与上肢、眼、颊、咽喉相联系的"耳脉"。

奠基于

先秦

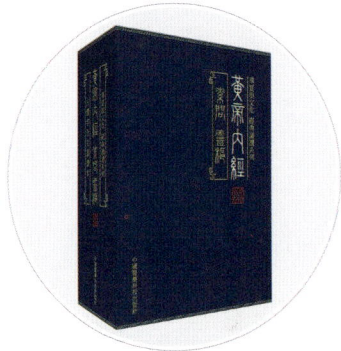

图 1-1　《黄帝内经》

《黄帝内经》是我国最早的医学典籍之一（图 1-1），其中的经络理论与整体观念是耳针的理论基础。《内经》不仅将"耳脉"发展成了手少阳三焦经，而且在耳穴与经络脏腑之间的联系以及运用耳穴诊断治疗疾病方面都作了比较详尽的记载。

《灵枢·经脉》记载："小肠手太阳之脉……其支者……却入耳中"；"三焦手少阳之脉……其支者……系耳后，直出耳上角……其支者，从耳后入耳中，出走耳前"；"胆足少阳之脉……其支者，从耳后入耳中，出走耳前"；"手阳明之别……入耳，合于宗脉"；"胃足阳明之脉……上耳前"；"膀胱足太阳之脉……其支者，从巅至耳上角"《灵枢·五阅五使》记述："耳者，肾之官也。"

《灵枢·师传》记述："肾者主为外，使之远听，视耳好恶，以知其性。"《灵枢·本脏》记载："(耳)黑色小理者，肾小；粗理者，肾大。高耳者，肾高；耳薄不坚者，肾脆。"《灵枢·厥病》记载："耳聋无闻，取耳中。"

由此可见，古代医学已注意到通过观察耳廓的位置、大小、厚薄、形态及颜色来诊察脏腑功能。

唐代孙思邈《备急千金要方》(图1-2)在应用耳廓治病方面有详细记载。如"耳中穴……治马黄、黄疸、寒暑疫毒。""诸瘘……灸两耳后发际一百壮。"……这对于耳穴诊治疾病，起了一定的推动作用。

在防病健身方面，宋代《苏沈良方》记载："摩熨耳目，以助真气。"宋代杨士瀛说："十二经脉，上终于耳，其阴阳诸经适有交并。"

在治疗疾病方面，晋代葛洪在《肘后备急方》卷一记述"救卒死而目闭者……捣薤汁灌入耳中，吹皂荚鼻中，立效"，"以葱刺耳。耳中、鼻中出血者莫怪，无血难治"。魏晋皇甫谧《针灸甲乙经·缪刺》："邪客于手足少阴、太阴

发展于唐宋

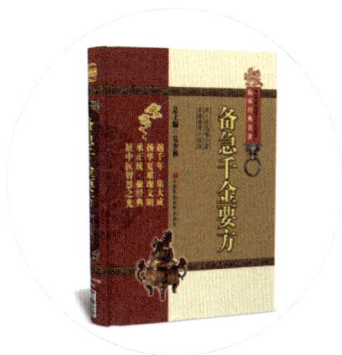

图1-2　《备急千金要方》

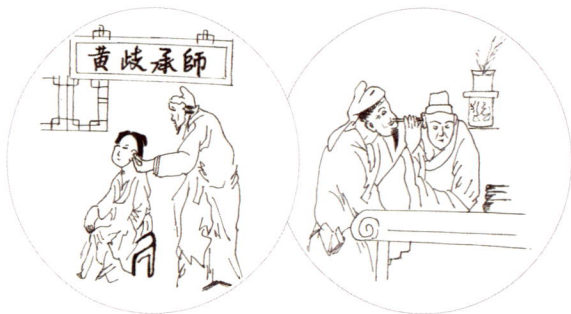

图1-3 竹筒吹两耳

（一作阳）、足阳明之络，此五络者，皆会于耳中……以竹筒吹其两耳中，剔其左角之发方寸，燔治，饮以美酒一杯，不能饮者，灌之立已。"（图1-3）

成熟于 元明清

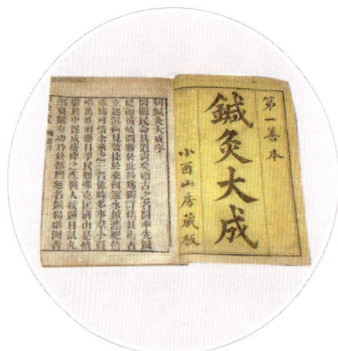

图1-4 《针灸大成》

元明清时期，耳穴的应用更加广泛。元代罗天益《卫生宝鉴》记载灸"耳后青丝脉"，可治小儿惊痫"；明代杨继洲《针灸大成》（图1-4）详细阐明了耳尖穴的部位、取穴方法和主治，曰："耳尖：二穴，在耳尖上，卷耳取尖上是穴。治眼生翳膜，用小艾炷五壮。"其穴名和取穴方法一直沿用至今。

清代吴尚先《理瀹骈文》介绍用"半夏、蛇蜕塞耳"，治少阳疟疾，并称"手摩耳轮，不拘遍数……此法亦治不睡"，又有"伤寒衄血"用延胡塞耳，"左衄塞右，右衄塞左"。

清代张振鋆著有《厘正按摩要述》，其中有一卷为《察耳》，最早提出了耳背分属五脏的理论，曰"耳珠属肾，耳叶属脾，耳上轮属心，耳皮肉属肺，耳背玉楼属肝"，并绘制了第一幅耳背穴位图，这是迄今为止世界上最早的耳穴图。

20世纪50年代中叶至60年代中叶为耳针应用和分布规律形成时期，耳穴研究得到了迅速发展。法国外科医生诺吉尔博士首先对耳穴诊疗开展了系统研究，并于1957年绘制了耳穴图，并指出耳穴的分布如倒置胎儿型。1958年12月，叶肖麟氏在《上海中医杂志》上摘译介绍了诺吉尔的耳穴图，促进了耳穴在我国的推广普及。随后，一批新的耳穴名称和刺激点也相继提出，耳穴的数量开始快速增长。至20世纪70年代末，耳穴名称已达近300个。但随之出现的耳穴命名和定位混乱、学术语言不清、国际交流障碍等现象严重影响了耳穴诊治的研究、交流和推广。

为适应耳穴学术的交流，使耳穴研究走上国际标准化道路，1982年12月在哈尔滨召开的"全国针法灸法学术研讨会"上，批准成立了"中国针灸学会全国耳针协作组"，并拟定《耳穴国际标准化方案》（草案）。1992年10月16日经国家技术监督局批准，颁布了《中华人民共和国国家标准·耳穴名称与部位》（图1-5），并于1993年5月1日实施。2006至2007年由国家中医药管理局带头立项，北京中医药大学和中国针灸学会耳穴诊治专业委员会对该标准进行首次修订。2008年国家标准《针灸技术操作规范第3部分：耳针》的发布实施规范了耳针的操作。2015年国家中医药管理局开展中医治未病项目《中医治未病技术操作规范：耳穴诊疗》（图1-6），规

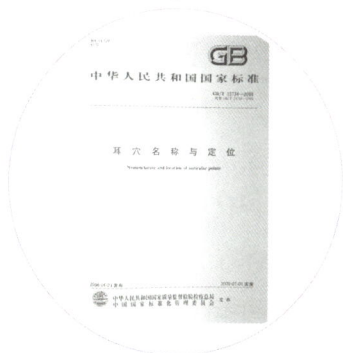

图1-5 《中华人民共和国国家标准·耳穴名称与 部位》

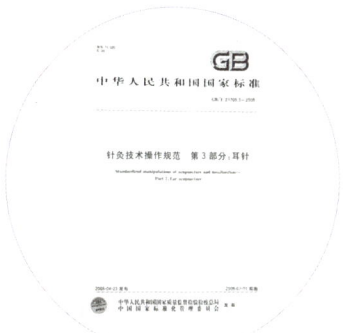

图1-6 《中医治未病技术操作规范：耳穴诊疗》

范了耳针在治未病中的操作，确立了耳针治未病的优势。

以上系列举措，使耳针这一古老的诊疗方法趋向标准化，有力地把耳针科学推上了一个新台阶，从以往简单的"耳针疗法""耳压疗法"逐步发展为"耳针学"这样一门独立的学科。

第二节　在世界其他国家的发展

在耳针治疗疾病方面，不仅我国有悠久的历史和经验，在古希腊和埃及也早已有用耳穴治疗疾病的记载。古希腊记载有希波克拉底以割断耳后血管的方法治疗阳痿和男性不育；古埃及有针刺耳廓以达到妇女节育的记载。

近代国外最早应用耳针的是法国的学者诺吉尔。1952年诺吉尔在《德国针术杂志》上发表论文，提出"耳针疗法点图"，同时使耳针传入德国。1957年诺吉尔提出的倒置胎儿型耳穴图，被国内外广泛使用。1975年诺吉尔和R.Bourdiol又绘制了新耳穴图，并认为耳廓前面反应感觉障碍，背面则反应运动障碍。

在耳穴刺激方法上，德国是最先开始应用激光耳针的国家，也有用磁棒刺激耳穴。德国比较注重针具的应用，特别是金针和银针的应用。金针可补，适用于细胞功能低下；银针可泻，适用于细胞功能亢进。凡临床上遇到针刺无效的病例，改用针具可获得显著疗效；也有经针刺治疗见好的病例，一旦改换针具后病情反加重。

日本最初应用耳针见于1965年5月《医道与日本》杂志所介绍的和田秀的《针刺耳垂治疗泪囊炎》一文。1960年，长友次男介绍法国和中国耳针的情况，在临床上验证并成立耳针研究会。1975年10月在东京港区北里研究所召开日本第一次耳针会议。日本应用耳针治疗病种较广，刺激方法也较多，如毫针、电针、皮内针、耳捏法、点刺法、耳穴离子透入法。在针具上推行 M·P 针（又称阴阳针）和昭和针。

近年来，耳针疗法在美国较盛行，用于减肥、戒烟、解除药瘾等。在治疗方法上形式多样，如超声耳针，即以超声波发射器，配以耳穴专用的输出探头对准耳穴，每穴刺激 0.5~1 分钟，用以治疗哮喘、鼻炎、胃肠病、皮肤病等。耳穴埋藏 U 形针，即将一枚 U 形针的两只脚同时埋入耳穴，胶布固定，嘱病人定时按压。耳穴振荡法，即利用电按摩机原理制成振荡器小型探头放于耳穴（包括已行埋针、压丸的耳穴）上，振动刺激的方法。

许多国家和地区的朋友在我国为联合国举办的外国医生针灸班中学习了"耳针"。耳针不仅被列入了国外的一些针灸教科书中，而且法国、西德、美国、加拿大等国家和地区，均出版过有关耳针的图书和挂图。

国外已有几十个国家应用耳穴诊治疾病，并对耳穴的特异性，耳穴和经络、脏腑的关系，耳穴作用机制方面进行研究，在诊断方法和治疗方法上也多种多样，各有特色。我们既要学习国外先进经验，更要努力发挥中国宝贵医学遗产，为发展耳针事业，做更大努力！

第二章

耳廓表面解剖

第一节　耳廓的形态和结构

　　耳廓以弹性软骨为支架，外面被覆皮肤而构成。皮下组织很少，但血管神经丰富。下方耳垂部分无软骨，仅含结缔组织，其中主要为脂肪组织。

一、耳廓的形态

　　耳朵露在外面的部分是耳廓。它是由形状复杂、凹凸不平的弹性软骨为支架构成的。表面覆盖着软骨膜和皮肤，耳廓的边缘称为耳轮，它下面的一小部分皮肤内包的是脂肪，名为耳垂。

　　耳廓外覆盖的皮肤与软骨膜粘连甚紧密，其间少有脂肪组织，在寒冬季节容易受冻伤。耳廓受暴力作用时极易损伤软骨，并引起软骨膜炎，并表现为剧烈的疼痛，一旦感染会引发软骨坏死，严重者会致使耳廓畸形。

　　耳廓的大小因人而有较大的差异，形状亦有所不同。它是一个很好展示装饰品的部位，如人类自古就有戴耳环的习俗，因此耳廓在头面部的美容中是备受关注的部位之一。

此外，文献资料显示，耳垂皱褶可能提示患有冠心病，可供临床诊断参考，如果两侧耳垂均有皱褶，并且皱纹沟较深者，提示病情较重。

二、耳廓的组织结构

耳廓外覆皮肤，内以形态复杂的弹性软骨作为支架，并附以韧带、结缔组织（主要为脂肪组织）及退化的肌肉等组成。耳廓皮下分布着丰富的神经、血管与淋巴管。耳廓上 3/4~4/5 的支架是弹性软骨，下 1/4~1/5 是含有脂肪的耳垂。

耳廓皮肤分为真皮与表皮。表皮由生发层、颗粒层、透明层及角质层组成。真皮层较厚，是致密的结缔组织，其中分布有毛囊及皮脂腺、汗腺、血管、神经和淋巴管，还有一些散在的脂肪组织，毛囊和皮脂腺靠近外耳道口较多。

在贴近软骨的皮下组织中，循行有较粗的神经与血管分支，越近表皮，分支越细，于表层皮肤中形成深浅神经丛，并以游离神经末梢而终。耳甲艇、耳甲腔、三角窝处神经分布较密，神经较细。耳轮脚始部及外耳道之神经较粗。在耳轮附近软骨边缘的皮下组织中，神经环绕软骨边缘而分布。在耳廓皮肤中，分布着游离丛状感觉神经末梢、毛囊感觉神经末梢及环层小体。在耳肌及肌腱中存在着单纯型和复杂型丛状感觉神经末梢、高尔基腱器官、露菲尼样末梢及肌梭。

第二节 耳廓表面解剖名称

一、耳廓正面解剖名称（图 2-1）

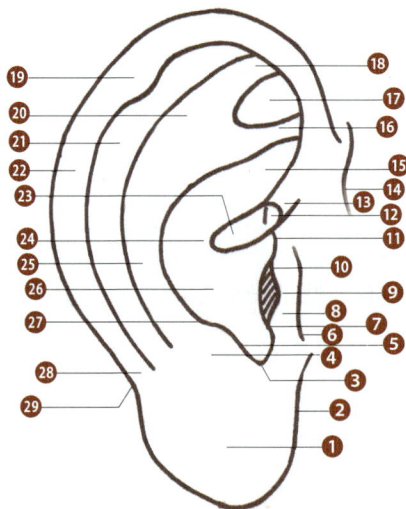

图 2-1   耳廓正面解剖名称

❶ **耳垂**：耳廓下部无软骨的部分。

❷ **耳垂前沟**：耳垂与面部之间的浅沟。

❸ **屏间切迹**：耳屏与对耳屏之间的凹陷处。

❹ **对耳屏**：耳垂上方与耳屏相对的瓣状隆起。

❺ **对屏尖**：对耳屏游离缘隆起的顶端。

❻ **耳屏前沟**：耳屏与面部之间的浅沟。

❼ **下屏尖**：耳屏游离缘下部隆起。

❽ **耳屏**：耳廓前方呈瓣状的隆起。

❾ **外耳门**：耳甲腔前方的孔窍。

❿ **上屏尖**：耳屏游离缘上部隆起。

⓫ **屏上切迹**：耳屏与耳轮之间的凹陷处。

⓬ **耳轮脚棘**：耳轮脚和耳轮之间的隆起。

⓭ **耳轮脚切迹**：耳轮脚棘前方的凹陷处。

⓮ **耳轮前沟**：耳轮与面部之间的浅沟。

⓯ **耳甲艇**：耳轮脚以上的耳甲部。

⓰ **对耳轮下角**：对耳轮向前分支的部分。

⓱ **三角窝**：对耳轮上下脚与相应耳轮之间的三角形凹窝。

⓲ **对耳轮上角**：对耳轮向上分支的部分。

⓳ **耳轮结节**：耳轮外上方的膨大部分。

⓴ **对耳轮**：与耳轮相对呈"Y"字形的隆起部，由对耳轮体、对耳轮上脚和对耳轮下脚三部分组成。

㉑ **耳舟**：对耳轮与耳轮之间的凹沟。

㉒ **耳轮**：耳廓外侧边缘的卷曲部分。

㉓ **耳轮脚**：耳轮深入耳甲的部分。

㉔ **耳甲**：部分耳轮和对耳轮、对耳屏、耳屏及外耳门之间的凹窝。由耳甲艇和耳甲腔两部分组成。

㉕ **对耳轮体**：对耳轮下部呈上下走向的主体部分。

㉖ **耳甲腔**：耳轮脚以下的耳甲部。

㉗ **轮屏切迹**：对耳屏与对耳轮之间的凹陷处。

㉘ **耳轮尾**：耳轮向下移行于耳垂的部分。

㉙ **轮垂切迹**：耳轮与耳垂后缘之间的凹陷处。

二、耳廓背面解剖名称（图 2-2）

耳廓背面的解剖有三个面、五个沟、四个隆起。

三个面

❶ **耳轮背面**：耳轮背部的平坦部分。

❷ **耳轮尾背面**：耳轮尾背部的平坦部分。

❸ **耳垂背面**：耳垂背部的平坦部分。

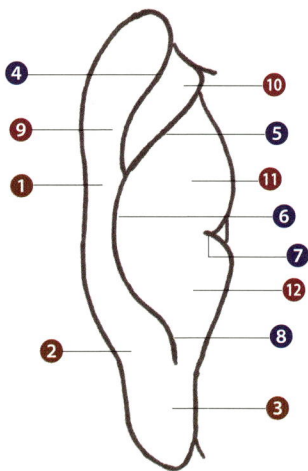

图 2-2　耳廓背面解剖名称

五个沟

❹ **对耳轮上脚沟**：对耳轮上脚在耳背呈现的沟。

❺ **对耳轮下脚沟**：对耳轮下脚在耳背呈现的沟。

❻ **对耳轮沟**：对耳轮体在耳背呈现的沟。

❼ **耳轮脚沟**：耳轮脚在耳背呈现的沟。

❽ **对耳屏沟**：对耳屏在耳背呈现的沟。

四个隆起

❾ **耳舟隆起**：耳舟在耳背呈现的隆起。

❿ **三角窝隆起**：三角窝在耳背呈现的隆起。

⓫ **耳甲艇隆起**：耳甲艇在耳背呈现的隆起。

⓬ **耳甲腔隆起**：耳甲腔在耳背呈现的隆起。

第三节　耳廓基本标志线及分区

一、耳廓基本标志线（图 2-3）

❶ **耳垂前缘**：即耳垂与面颊的分界线。是指沿耳垂前沟所作的直线。

❷ 耳垂上线：即耳垂与耳廓其他部分的分界线。是指过屏间切迹与轮垂切迹所作的直线。

❸ 对耳屏耳甲缘：即对耳屏与耳甲的分界线。是指对耳屏内侧面与耳甲的折线。

❹ 耳屏前缘：即耳屏外侧面与面部的分界线。是指沿耳屏前沟所作的直线。

❺ 对耳轮耳甲缘：即对耳轮与耳甲的分界线。是指对耳轮（含对耳轮下脚）脊与耳甲折线之间的中线。

❻ 耳甲折线：是指耳甲内平潭部与隆起部之间的折线。

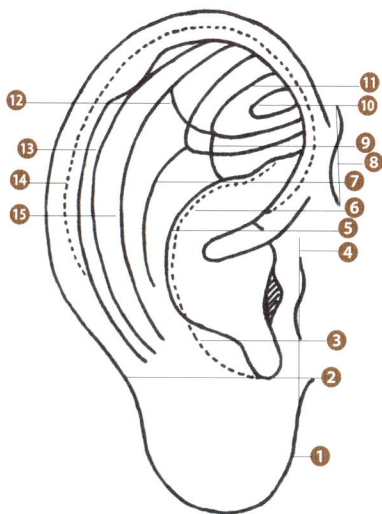

图 2-3　耳廓基本标志线

❼ 对耳轮脊线：是指对耳轮体及其上、下脚最凸起处之连线。

❽ 耳轮前缘：即耳轮与面部的分界线。是指沿耳轮前沟所作的直线。

❾ 对耳轮下脚后缘：即对耳轮下脚与对耳轮体的分界线。是指从对耳轮上、下脚分叉处向对耳轮耳甲缘所作的垂线。

❿ 三角窝凹陷处后缘：是指三角窝内较低平的三角形区域的后缘。

⓫ 对耳轮三角窝缘：即对耳轮上、下脚与三角窝的分界线。是指对耳轮上下脚脊与三角窝凹陷处后缘之间的中线。

⓬ 对耳轮上脚下缘：即对耳轮上脚与对耳轮体的分界线。是指从对耳轮上下脚分叉处向对耳轮耳舟缘所作的垂线。

⓭ 耳舟凹沟线：是指沿耳舟最凹陷处所作的连线。

⓮ 耳轮内缘：即耳轮与耳廓其他部分的分界线。是指耳轮与耳舟、对耳轮上下脚、三角窝及耳甲等部的折线。

⓯ 对耳轮耳舟缘：即对耳轮与耳舟的分界线。是指对耳轮（含对耳轮上脚）脊与耳舟凹沟之间的中线。

二、标准耳廓分区（图 2-4～图 2-7）

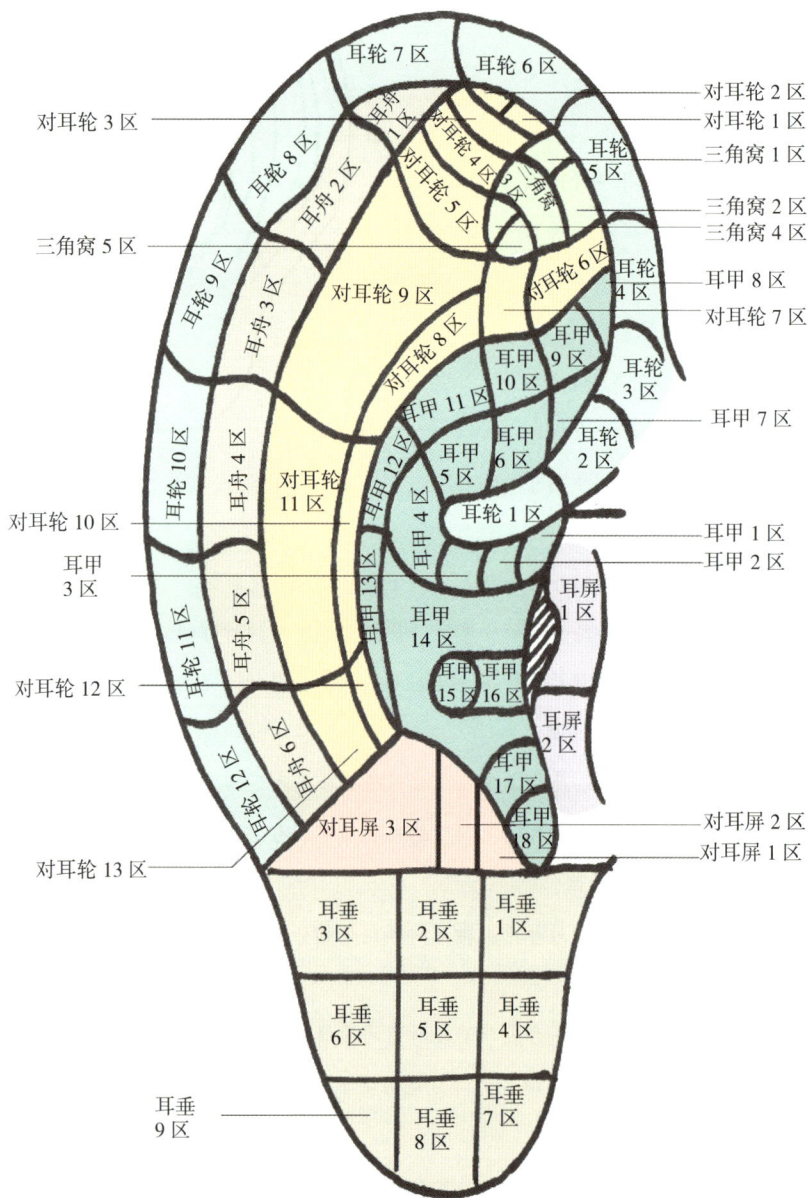

对耳轮 3 区

三角窝 5 区

对耳轮 10 区

耳甲
3 区

对耳轮 12 区

对耳轮 13 区

耳轮 7 区　　耳轮 6 区

对耳轮 2 区
对耳轮 1 区
三角窝 1 区
耳轮
5 区
三角窝 2 区
三角窝 4 区
耳轮
4 区
耳甲 8 区
对耳轮 7 区

耳甲 7 区

耳甲 1 区
耳甲 2 区

耳屏
1 区

对耳屏 2 区
对耳屏 1 区

耳轮 8 区

耳舟 2 区

耳舟
1 区
对耳轮 4 区
对耳轮 3 区
三角窝
对耳轮
5 区

对耳轮 9 区

对耳轮 8 区

对耳轮 6 区

耳甲
9 区

耳甲
10 区

耳轮
3 区

耳甲 11 区

耳甲
6 区

耳轮
2 区

耳轮 1 区

耳甲
5 区

耳甲
4 区

耳甲
12 区

耳甲
13 区

耳甲
14 区

耳甲
15 区

耳甲
16 区

耳屏
2 区

耳甲
17 区

耳甲
18 区

对耳屏 3 区

耳轮 9 区

耳舟 3 区

耳轮 10 区

耳舟 4 区

对耳轮
11 区

耳轮 11 区

耳舟 5 区

耳轮
12 区

耳舟 6 区

耳垂
3 区

耳垂
2 区

耳垂
1 区

耳垂
6 区

耳垂
5 区

耳垂
4 区

耳垂
9 区

耳垂
8 区

耳垂
7 区

图 2-4　标准耳廓分区示意图（正面）

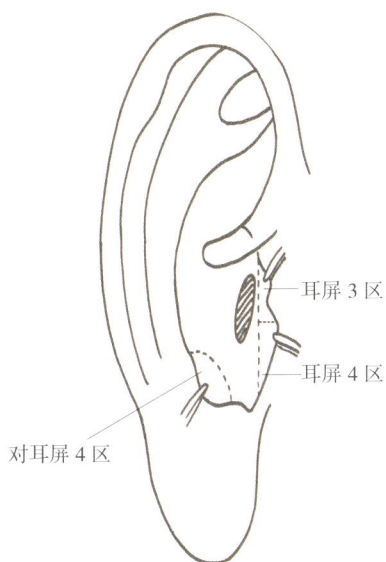

图 2-5　标准耳廓分区示意图（内侧面）

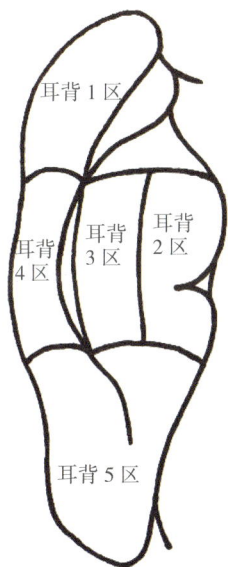

图 2-6　耳廓分区示意图（背面）

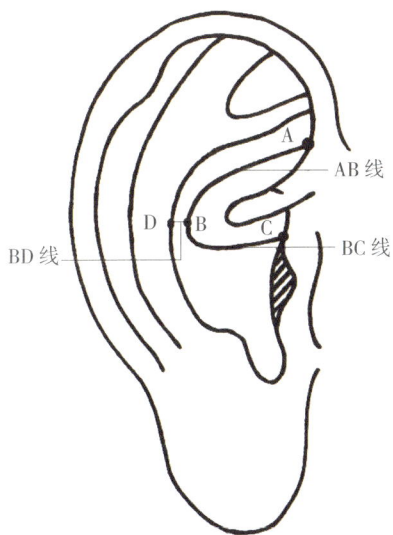

图 2-7　耳廓标志点及线条示意图

耳轮分区

耳轮脚为耳轮 1 区；

耳轮脚切迹到对耳轮下脚上缘之间的耳轮分为三等份，自下而上依次为耳轮 2 区、耳轮 3 区、耳轮 4 区；

对耳轮下脚上缘到对耳轮上脚前缘之间的耳轮为耳轮 5 区；

对耳轮上脚前缘到耳尖之间的耳轮为耳轮 6 区；

耳尖到耳轮结节上缘为耳轮 7 区；耳轮结节上缘到耳轮结节下缘为耳轮 8 区；

耳轮结节下缘到轮垂切迹之间的耳轮分为四等份，自上而下依次为耳轮 9 区、耳轮 10 区、耳轮 11 区和耳轮 12 区（图 2-4）。

耳舟分区

耳舟分为六等份，自上而下依次为耳舟 1 区、2 区、3 区、4 区、5 区和 6 区（图 2-4）。

对耳轮分区

对耳轮上脚分为上、中、下三等份，下 1/3 为对耳轮 5 区，中 1/3 为对耳轮 4 区；再将上 1/3 分为上、下两等份，下 1/2 为对耳轮 3 区，再将上 1/2 分为前后两等份，后 1/2 为对耳轮 2 区，前 1/2 为对耳轮 1 区。对耳轮下脚分为前、中、后三等份，中、前 2/3 为对耳轮 6 区，后 1/3 为对耳轮 7 区。将对耳轮体从对耳轮上、下脚分叉处至轮屏切迹分为五等份，再沿对耳轮耳甲缘将对耳轮体分为前 1/4 和后 3/4 两部分，前、上 2/5 为对耳轮 8 区，后上 2/5 为对耳轮 9 区，前中 2/5 为对耳轮 10 区，后中 2/5 为对耳轮 11 区，前下 1/5 为对耳轮 12 区，后下 1/5 为对耳轮 13 区（图 2-4）。

三角窝分区

　　将三角窝由耳轮内缘至对耳轮上、下脚分叉处分为前、中、后三等份，中 1/3 为三角窝 3 区；再将前 1/3 分为上、中、下三等份，上 1/3 为三角窝 1 区，中、下 2/3 为三角窝 2 区；再将后 1/3 分为上、下两等份，上 1/2 为三角窝 4 区，下 1/2 为三角窝 5 区（图 2-4）。

耳屏分区

　　耳屏外侧面分为上、下两等份，上部为耳屏 1 区，下部为耳屏 2 区（图 2-4）。将耳屏内侧面分为上、下两等份，上部为耳屏 3 区，下部为耳屏 4 区（图 2-5）。

对耳屏分区

　　由对屏尖及对屏尖至轮屏切迹连线之中点，分别向耳垂上线作两条垂线，将对耳屏外侧面及其后部分为前、中、后 3 区，前为对耳屏 1 区，中为对耳屏 2 区，后为对耳屏 3 区（图 2-4）。对耳屏内侧面为对耳屏 4 区（图 2-5）。

耳甲分区

　　将 BC 线前段与耳轮脚下缘间分成三等份，前 1/3 为耳甲 1 区、中 1/3 为耳甲 2 区、后 1/3 为耳甲 3 区。ABC 线前方，耳轮脚消失处为耳甲 4 区。将 AB 线前段与耳轮脚上缘及部分耳轮内缘间分成三等份，后 1/3 为 5 区、中 1/3 为 6 区、前 1/3 为 7 区。将对耳轮下脚下缘前、中 1/3 交界处与 A 点连线，该线前方的耳甲艇部为耳甲 8 区。将 AB 线前段与对耳轮下脚下缘间耳甲 8 区以后的部分，分为前、后两等份，前 1/2 为耳甲 9 区，后 1/2 为耳甲 10 区。在 AB 线后段上方的耳甲艇部，将耳甲 10 区后缘与 BD 线之间分成上、下两等份，上 1/2 为耳甲 11 区、下 1/2 为耳甲 12 区。由轮屏切迹至 B 点作连线，该线后方、BD 线下方的耳甲腔部为耳甲 13 区。以耳甲腔中央为圆心，圆心与 BC 线间距离的 1/2 为半径作圆，该圆形区域为耳甲 15 区，过 15 区最高点及最低点分别和外耳门后壁作两条切线，切线间为耳甲 16 区。15、16 区周围为耳甲 14 区。将外耳门的最低点与对耳屏耳甲缘中点相连，再将该线以下的耳甲腔部分为上、下两等份，上 1/2 为耳甲 17 区、下 1/2 为耳甲 18 区（图 2-4，图 2-7）。

耳垂分区

在耳垂上线至耳垂下缘最低点之间划两条等距离平行线，于上平行线上引两条垂直等分线，将耳垂分为 9 个区，上部由前到后依次为耳垂 1 区、2 区、3 区；中部由前到后依次为耳垂 4 区、5 区、6 区；下部由前到后依次为耳垂 7 区、8 区、9 区（图 2-4）。

耳背分区

分别过对耳轮上、下脚分叉处耳背对应点和轮屏切迹耳背对应点作 2 条水平线，将耳背分为上、中、下 3 部，上部为耳背 1 区，下部为耳背 5 区；再将中部分为内、中、外三等份，内 1/3 为耳背 2 区、中 1/3 为耳背 3 区、外 1/3 为耳背 4 区（图 2-6）。

第三章

耳针的理论基础

第一节　中医理论基础

耳位居头面，多条经脉皆汇聚于耳，《灵枢·口问》记载："耳者，宗脉之所聚也。"在经络的联系下，耳与全身脏腑有着密切的关系。脏腑的经气、阴液循经温煦滋养耳窍，耳窍得养而聪敏。反之，脏腑失调，气血失和，经络欠通，则耳窍失养而致耳鸣、耳聋、头晕、目眩等。因此，经络的通畅与否，在耳窍的生理、病理上起着重要的作用。

一、耳与经络的关系

耳为宗脉之所聚。《灵枢·邪气脏腑病形》中记载："十二经脉，三百六十五络，其血气皆上于面而走空窍……其别气走于耳而为听。"多条经脉循行汇聚于耳，其中与耳窍关系较为密切的经脉有如下几条。

（1）足少阳胆经

其经脉起于目锐眦，上抵头角，下耳后，其支脉从耳后入耳中，出走耳前。其经气上达于耳，对耳窍的生理、病理变化影响较大。耳部实证、热证的病理变化，多与胆经失调有关。《医学心悟》卷二记载："足少阳胆经，上络于耳，邪在少阳，则耳聋也。"本经在耳部的病症有耳道肿胀、疼痛，耳内轰鸣、听力减退，头晕目眩，耳内流脓且色黄质稠，鼓膜穿孔、充血等。

（2）手少阳三焦经

其经脉起于环指之端，向上循行，其中有一支脉从膻中上出缺盆，上项，至耳后。另一支脉从耳后入耳中，出走耳前，过客主人前，交颊，至目锐眦。本经在耳部的病症有耳胀耳鸣、听力障碍或耳道流脓等。

（3）足阳明胃经

其脉起于鼻之交頞中，下循鼻外入上齿中，并从颊车上耳前，过客主人。本经在耳部的病症有耳痛、耳部肿胀、耳道湿疹、耳内轰鸣、耳聋等。

（4）足太阳膀胱经

其脉起目内眦，上额交巅，其支脉从巅至耳上角。本经在耳部的病症有耳胀、耳鸣、耳聋、头晕等。

（5）手太阳小肠经

其脉起于小指之端，其中一支脉从缺盆循颈上颊，至目锐眦，却入耳中。本经在耳部的病症有耳鸣、耳聋等。

除了以上五条经脉直接或分支循行于耳外，还有"手阳明之别，名曰偏历……其别者，入耳合于宗脉，实则龋聋"（《灵枢·经脉》）；"手心主之正，别下渊腋三寸……出耳后，合少阳完骨之下"（《灵枢·经别》）；"足少阳之筋，起于小指次指……出太阳之前，循耳后"（《灵枢·经筋》）；"足阳明之筋，起于中三指……其支者，从颊结于耳前"（《灵枢·经筋》）。这些经脉、脉络相互交汇循行，将耳窍与全身脏腑连成一个有机整体。

二、耳与脏腑的关系

（1）耳与肾的关系

肾开窍于耳，"肾气通于耳，肾和则能闻五音矣"（《灵枢·五阅五使》）。肾藏精，精生髓，髓聚于脑，精髓充盛，髓海得养，听觉才会灵敏。故临床上常常把耳的听觉变化，作为推断肾气盛衰的一个标志。

（2）耳与心的关系

"肾为耳窍之主，心为耳窍之客"（《证治准绳·杂病》），故有"心开窍于耳"之说。耳属心肾二脏之窍，但以肾为主，以心为客。"盖心窍本在舌，以舌无孔窍，因寄于耳，此肾为耳窍之主，心为耳窍之客"（《医贯·卷五》）。说明心与耳的生理有关。

（3）耳与肝胆的关系

肝气通于耳，肝气调达，则听力聪敏。若肝脏功能失调，"虚则目𥉋𥉋无所见，耳无所闻"（《素问·脏气法时论》），"足少阳胆经，上络于耳，邪在少阳，则耳聋也"（《医学心悟·伤寒六经见证法》）。

（4）耳与脾的关系

脾主运化而升清，脾气健旺，气血充沛，清阳之气上奉于耳，则耳的功能正常。若脾失健运，气血不足，耳失所养而失聪。

（5）耳与肺的关系

耳与肺亦有一定关系，"温邪上受，首先犯肺"（《温热经纬·外感温热篇》），"肺金受邪……嗌燥耳聋"（《素问·气交变大论》）。

总之，耳与五脏六腑均有联系，其中，与肾、心、肝、胆、脾等脏腑关系较为密切。

第二节　西医学基础

一、耳的功能

耳的听觉功能

声音是由物体振动产生，并能向四周传播的一种空气波动。声波具有能量，能使被接触到的物体产生振动。物体每秒钟振动的次数叫做频率，频率的单位为赫兹。只有振动频率在20~20000赫兹范围之内的声音才会引起听觉。

听觉产生分两个阶段，即声音的传导过程和感觉过程。

参与声音传导的结构有外耳、中耳和内耳的耳蜗。声音传入内耳有两条路径：一是空气传导，耳廓收集的声波通过外耳道，引起鼓膜的振动，随之带动锤骨运动，传向砧骨、镫骨，听小骨以最巧妙的杠杆形式连接成听骨链，把声音放大后传入内耳。其中鼓膜和三块听小骨组成的听骨链作用最大。二是骨传导，声波能引起颅骨的振动，把声波能量直接传到外淋巴产生听觉。

声音的感觉过程主要是由内耳的耳蜗完成的。声波的振动传到内耳，内耳耳蜗上的听觉感受器产生兴奋，由听神经传到大脑皮层的听觉中枢，形成听觉。

耳的平衡功能

人的平衡系统主要由三部分组成，包括眼睛、耳朵、本体觉。其中最重要的是耳朵的前庭觉，前庭是主体，能维持运动中的平衡。

内耳中有像蜗牛触角一样的三个半圆形管道，叫半规管。三个半规管互相垂直，且位于三个不同的平面上，不论头部向任何方向转动，至少有一个半规管会受淋巴振动的刺激而产生冲动，由前庭神经传到大脑，产生头部转动的感觉，称之为平衡觉。

人做前后左右直来直去的运动是靠内耳的前庭部里的球囊和椭圆囊感觉。球囊和椭圆囊亦有内淋巴和毛细胞，另外还有耳石膜。当人做直线加速运动时，耳石膜里的位觉砂会向相反的方向运动，从而刺激毛细胞产生平衡感觉。

总之，耳朵的平衡感觉是范围广泛的反射运动，需要眼球、颈肌和四肢的肌反射共同参与完成。

二、西医学对耳针疗法的认识

西医学对耳针作用原理的解释有很多种，包括生物电学说、生物控制论学说、生物全息律学说、闸门控制学说、免疫学说、德尔他反射学说等。尽管国内外从不同的途径、不同的方法进行研究和探讨，但其作用机制仍需进一步深入研究。

生物电学说	当机体组织器官发生疾病时，其异常的生物电沿经络通道传导到耳穴，表现为某耳穴电阻降低。针刺这些耳穴可以起到治病作用。
生物全息律学说	该学说认为耳穴的分布犹如一个"倒置的胎儿"。通过全息反射通路，耳穴阳性反应点不仅可以反映出人体的某些疾病，而且通过对这些阳性反应点的调整，还可以治疗体内的某些疾病。
闸门控制学说	该学说认为中枢神经系统在接受伤害性刺激时，会根据当时的功能状态作出主动的应答，或使疼痛加重，或使疼痛减轻。这可用于解释耳针镇痛的机制。

第三节　耳穴理论

一、耳穴的定义

耳穴是分布于耳廓上的腧穴，也称反应点、刺激点。当人体内脏或躯体产生病症时，往往会在耳廓的一定部位出现局部反应，如压痛、结节、变色、导电性能等。这一现象可以作为诊断疾病的参考，通过刺激这些反应点（耳穴）来防治疾病。

二、耳穴的分布规律

耳廓正面耳穴的分布，像一个在子宫内倒置的胎儿，头部朝下，手脚朝上，脏腑器官和肢体的分布都有一定的规律性（图3-1）。现分别介绍如下。

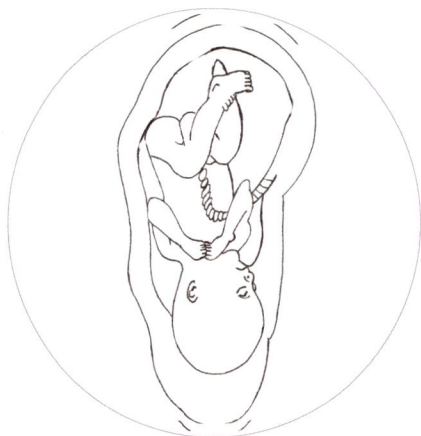

图3-1 耳穴分布规律图

耳垂：相当于头、面部；

耳屏：相当于咽喉、内鼻和鼻咽部；

对耳屏：相当于头、脑部和神经系统；

轮屏切迹：相当于脑干；

屏上切迹：相当于外耳；

对耳轮：相当于躯体和运动系统；

对耳轮上脚：相当于下肢；

对耳轮下脚：相当于臀部、坐骨神经；

耳舟：相当于上肢；

耳甲腔：相当于胸腔；

耳甲艇：相当于腹腔；

耳轮脚：相当于膈肌；

耳轮脚周围：相当于消化道；

三角窝：相当于盆腔；

屏间切迹：相当于内分泌。

第四节　耳针治病的作用和特点

一、耳针治病的作用

耳针疗法是通过对耳廓特定区域（即耳穴）的观察、检测和刺激达到诊治疾病的一种方法。耳针疗法有特定的刺激区，尽管集中在小小的耳廓上，但其数量之多，仅次于体穴。耳针疗法方法独特，具有诊断、预防、治疗、保健四位一体的优点，在临床治疗的疾病很广，其适应证列举如下。

（1）各种疼痛性疾病。如对头痛、偏头痛、三叉神经痛、肋间神经痛、带状疱疹、坐骨神经痛等神经性疼痛，扭伤、挫伤、落枕等外伤性疼痛，五官、颅脑、胸腹、四肢各种外科手术后所产生的伤口痛，麻醉后的头痛、腰痛等手术后遗痛，均有较好的止痛作用。

（2）各种炎症性病症。如对急性结膜炎、中耳炎、牙周炎、咽喉炎、扁桃体炎、腮腺炎、气管炎、肠炎、盆腔炎、风湿性关节炎、面神经炎、末梢神经炎等，有一定的消炎止痛功效。

（3）一些功能紊乱性病症。如对眩晕、心律不齐、高血压、多汗症、肠功能紊乱、月经不调、遗尿、神经衰弱、癔症等，具有良性调节作用，促进病症的缓解和痊愈。

（4）过敏与变态反应性病症。如对过敏性鼻炎、哮喘、过敏性结肠炎、荨麻疹等，能消炎、脱敏、改善免疫功能。

（5）内分泌代谢性病症。如对单纯性甲状腺肿、甲状腺功能亢进、围绝经期综合征等，有改善症状、减少药量等辅助治疗作用。

（6）部分传染病症。如对菌痢、疟疾、青年扁平疣等，可恢复和提高机体的免疫防御功能，加速疾病的治愈。

（7）各种慢性病症。如对腰腿痛、肩周炎、消化不良、肢体麻木等，有改善症状、减轻痛苦的作用。

除上述病症外，耳针还可用于麻醉、催产、催乳等。此外，耳针对于预防感冒、晕车、晕船，以及预防和处理输血、输液反应也有一定效果。研究表明，耳针可用于戒烟、减肥，国外还用于戒毒等。

二、耳针治病的特点

适应证广疗效好

西医学研究认为耳针疗法具有调节神经平衡、镇静止痛、脱敏止痒等功能；中医学认为耳针疗法具有疏通经络、调和气血、强壮健肾等功效，其治疗的病症遍及内、外、妇、儿、神经、五官、内分泌等各科。

简便易学费用低廉

绝大多数耳穴是以人体解剖学命名，其分布排列又有一定规律，故易学易记，经短期培训即可找准常用耳穴的定位，又能初步掌握一定的操作方法，如毫针法、压丸法、按摩法等，并且费用低廉，非常适合广大人民群众自我保健。

安全无副作用

耳针是一种较为安全的治疗方法，没有刺伤内脏的危险；由于耳廓薄，所以也无滞针、折针等现象。最初针刺耳廓疼痛较著，近年来逐渐改良和创造了一些新的刺激方法，如压丸法、光针法等，开辟了无痛针刺的新方向，克服了针刺疼痛的问题。

可补中药体针之不足

单用中药、体针治疗效果较差时，可应用耳针治疗，或耳针配合中药、体针综合治疗以加强疗效。

技法篇

主要包括耳穴观察探测方法和常
用耳穴治疗方法。耳穴和人体内脏器官
密切相关，人体发生的病理变化在耳穴上
都可以找到相应的阳性反应点，因此在耳
穴疗法治疗疾病时，除在耳廓上观察寻找
阳性反应点外，还应结合一些现代科学
技术手段来探查确定耳部阳性反应
点，以提高临床疗效。

技法篇

第四章

耳穴观察探测方法

第一节　耳穴观察法

一、耳穴望诊法

耳穴望诊是指医者在一定的光线条件下用肉眼观察患者的耳廓，寻找变色、变形、脱屑、丘疹、充血、耳垂皱纹等方面变化。望诊时，患者取卧位或端坐位，使耳廓充分暴露在充足的光线下，由内向外，由下向上，顺着解剖位置，仔细观察，发现疑似阳性反应点时，可用手指从耳背将耳廓顶起，使阳性反应点紧绷，后再慢慢放松，可重复多次，以鉴别阳性反应点大小、形状、色泽等变化。左右耳廓要对比观察，以鉴别阳性反应点的真伪和性质。

二、耳廓阳性反应

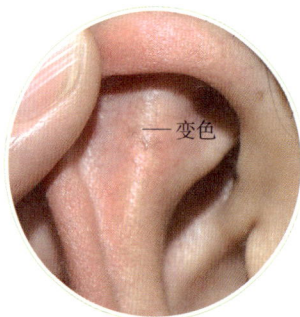

—变色

图 4-1　耳廓变色

◯ 耳廓变色

耳穴部位常见的变色有点状、片状的白色或红润，或暗红色，或灰白色，或褐色等（图 4-1）。变色多见于消化系统疾病、妇科病、急性炎症等。

○ 耳廓变形

耳穴部位常见的变形有条索状或结节状隆起、点状凹陷等（图4-2）。变形多见于器质性病变，如肝病、结核病、肿瘤、结石病、脊柱炎等。

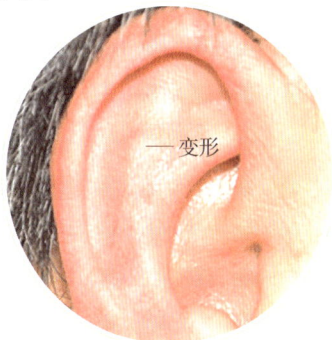

图 4-2　耳廓变形

○ 耳廓脱屑

耳穴部位脱屑是指出现白色片状皮屑（图4-3）。多见于肺区，常见于肺系疾病、皮肤病、失眠、便秘等。

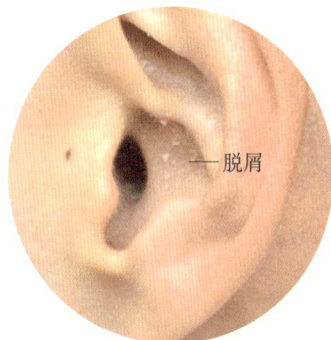

图 4-3　耳廓脱屑

○ 耳廓丘疹

耳穴部位丘疹是指高出皮肤局限性突起，如小米粒样，呈白色或红色（图4-4）。常见于妇科疾病、肠道疾病、慢性炎症等。

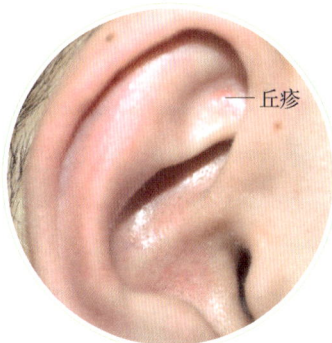

图 4-4　耳廓丘疹

○ 耳廓充血

耳穴充血指耳朵局部血管过于充盈或扩张（图4-5）。多见于心血管疾病、泌尿系疾病、支气管扩张等。

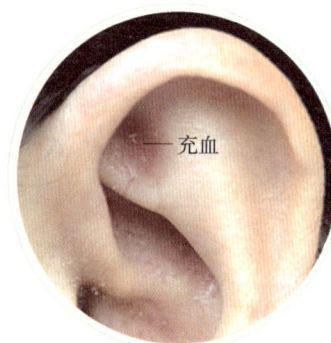

图 4-5　耳廓充血

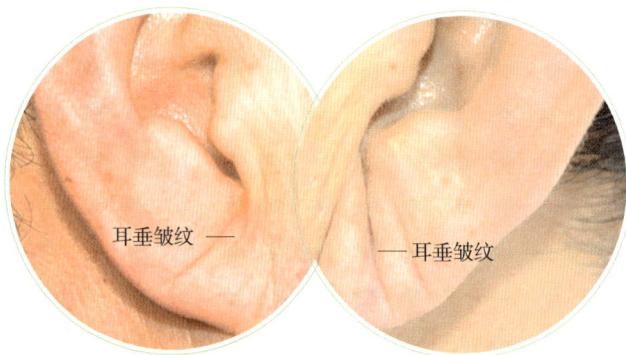

图 4-6　耳垂皱纹

○ **耳垂皱纹**

耳垂皱纹是指从耳屏切迹到耳垂边缘呈现连续的褶皱，可呈垂直或斜行皱纹（图4-6）。多见于心脑血管疾病。

第二节　耳穴探查法

耳穴探查是指医师利用探棒（钝头的金属、木质、塑料、玻璃等）或弹簧笔，按从上到下、从内到外、从前到后的顺序仔细探查，在相关疾病的区域由周围向中心做重点探查，探查出压痛最敏感的部位作为耳穴刺激点（图4-7）。

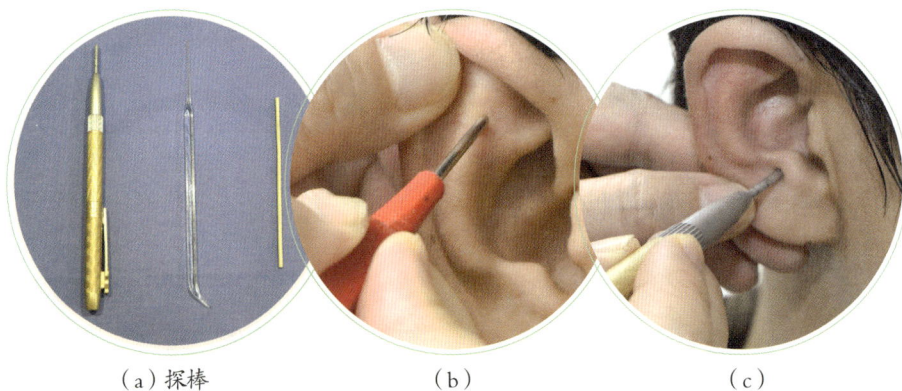

（a）探棒　　　　　（b）　　　　　（c）

图 4-7　耳穴探查

第三节　电阻测定法

电阻探测是临床耳穴探查的常用方法。以小松耳穴探测仪为例（图4-8）。

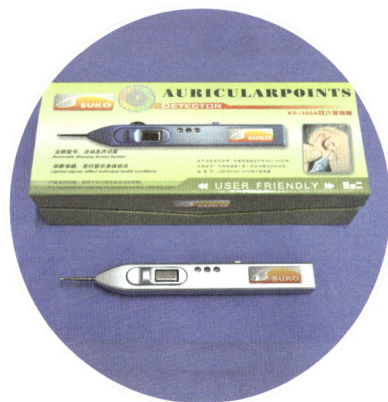

图 4-8　耳穴探测仪

一、操作方法

打开电源开关，将侧方轮盘调制"0"位置。探查开始前，要找到位于耳根顶端正中的"上耳根穴"，在该穴位上调校被测试者基准点。压力适中，不宜过轻或过重。探测者用拇指紧贴金属电极，食指从"0"位开始沿顺时针方向缓慢调节灵敏度转盘，以黄灯熄灭，红灯刚开始亮起为准，基准点调好后，食指离开转盘（图4-9）。

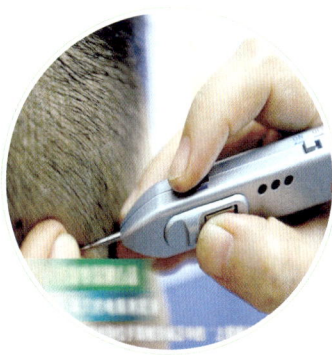

A　找到"上耳根穴"　　　　B　调校测试

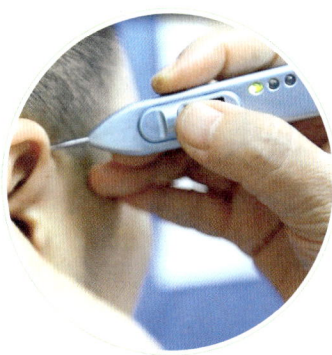

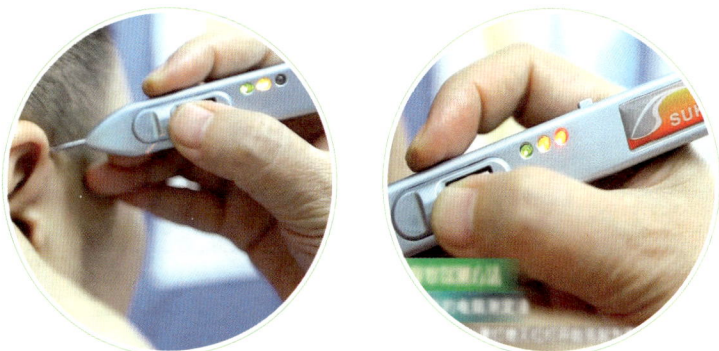

C 缓慢调节灵敏度转盘 D 红灯刚开始亮起为基准点

图4-9 电阻探测

二、探测结果

基准点校准后，探测者一手捏住被测试者的耳廓，另一手保持手握探测器，拇指紧贴探测器的金属电极，将探测器在被测试者的耳廓上划动，压力与探测基准点时的压力大小基本保持一致。探测角度尽量与皮肤表面垂直。探测灯为绿色时表示该穴位所对应脏器情况良好，亮黄灯时表示处于临界状态，亮红灯时表示有问题，此点称为阳性反应点，通常作为临床操作刺激部位，在此点治疗能提高临床疗效（图4-10）。

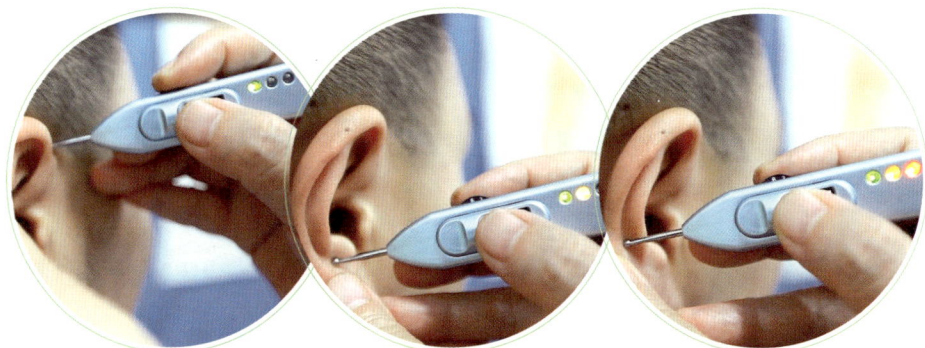

A 绿灯表示阴性（良好） B 黄灯表示临界（中） C 红灯表示阳性（有问题）

图4-10 探测结果

第五章

施术前准备工作

一、患者准备

患者就诊施术前，先嘱患者休息 5 分钟左右，以适应环境、放松心情、消除紧张情绪，便于操作施术。

二、器材选择

目前临床耳穴治疗时，刺激耳穴的主要方法有 10 种：耳穴压丸法、耳穴毫针法、耳穴电刺激法、耳穴埋针法、耳穴磁疗法、耳穴灸疗法、耳穴刺血法、耳穴按摩法、耳穴药物注射、耳穴贴敷法等。临床医师可根据实际情况，在择优选择的基础上，选择相应的器材。

三、施术部位选择

对于施术部位，应根据疾病的临床表现和临床检查指标及诊断，辨证确定。然后，在准备选用的穴区内寻找阳性反应点作为治疗刺激部位。部位选择是否准确，直接影响耳穴治疗效果。因此在准确辨证的同时，还要通过多种探测手段寻找到最敏感部位。

四、患者体位选择

医师进行耳穴治疗操作时，一般嘱患者正坐位、仰卧位或侧卧位，使患者体态放松，以便操作（图 5-1）。

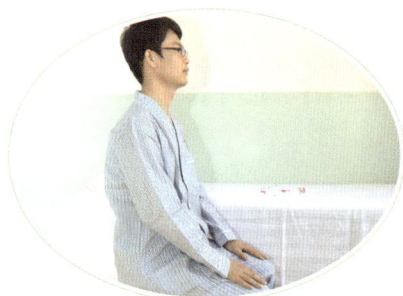

A　正坐位

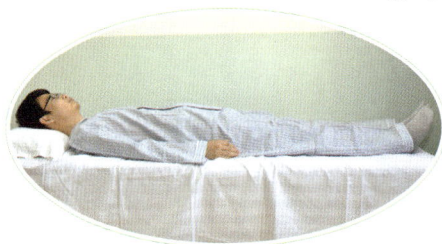

B　仰卧位

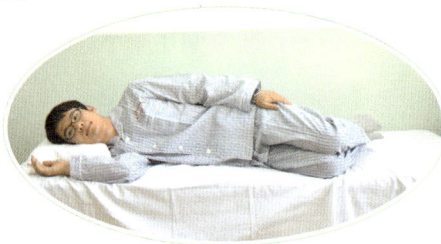

C　侧卧位

图 5-1　患者体位

五、环境要求

操作室内应保证光线充足，空气通畅，环境卫生，安静有序，使患者有舒适感。

六、消毒

耳廓血液循环较差，损伤后容易感染，且感染后容易侵入软骨，严重可造成耳部软骨坏死或耳廓畸形。因此，施术前一定要做好消毒工作。医者双手应用肥皂水清洗干净，再用 75% 酒精擦拭；施术耳朵首先用消毒布或纸巾擦洗干净，再用碘伏或 75% 酒精消毒施术部位；对非一次性针具术前一定要高压消毒或用 75% 酒精消毒（图 5-2）。

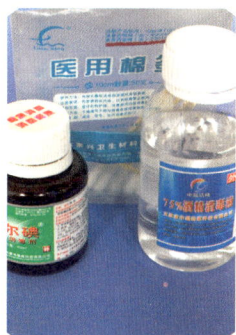

A 消毒用品

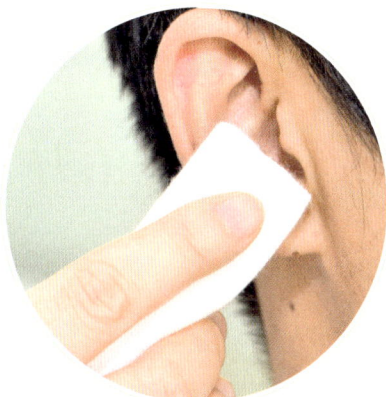

B 纸巾擦洗

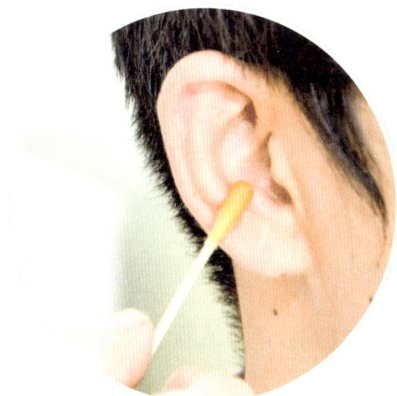

C 碘伏消毒

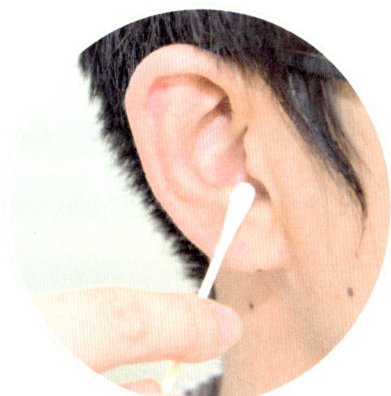

D 酒精消毒

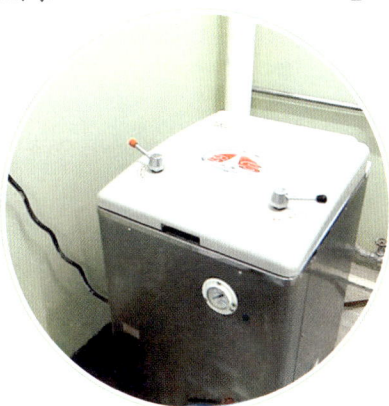

E 高压消毒柜

图 5-2 耳廓消毒用品及方法

第六章

耳穴常用治疗方法

第一节　耳穴压丸法

耳穴压丸法又称压豆法、压籽法，是在耳穴表面贴敷圆形小颗粒状物体的一种简易刺激方法。本疗法操作简单，安全无副作用，不易感染，是临床耳穴治疗最常用的方法。适用于惧针者和慢性病患者。

一、材料准备

压丸法选材较方便，常用材料有小米、白芥子、莱菔子、王不留行等，以王不留行最佳（图6-1）。

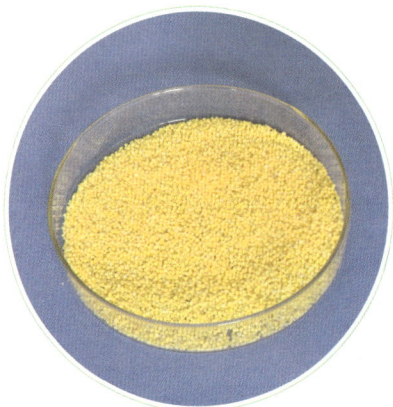

A　小米

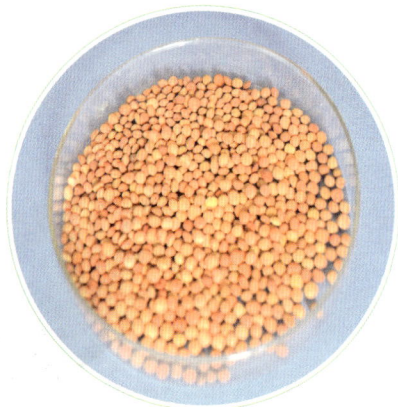

B　白芥子

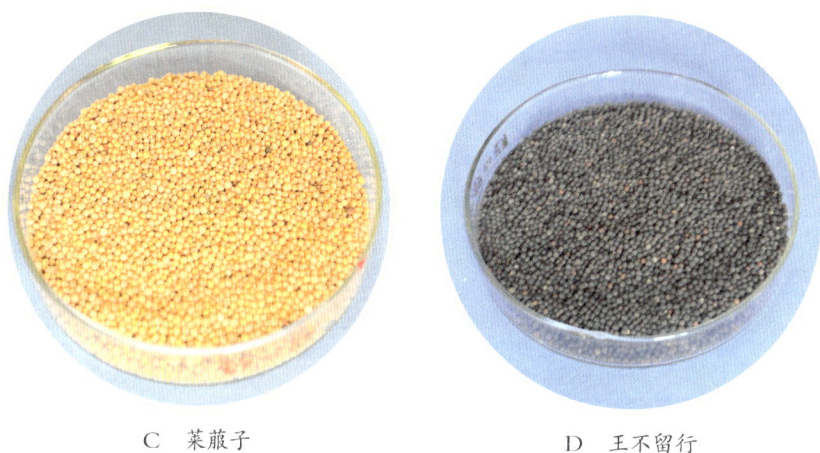

C 莱菔子   D 王不留行

图 6-1 压丸常用材料

二、操作方法

患者一般采取坐位或卧位，根据症状选定部位，探查出阳性反应点作为刺激点。常规消毒后，将所选取的材料贴在 0.6cm × 0.6cm 的胶布上，再用镊子将胶布贴敷在耳穴上（图 6-2）。

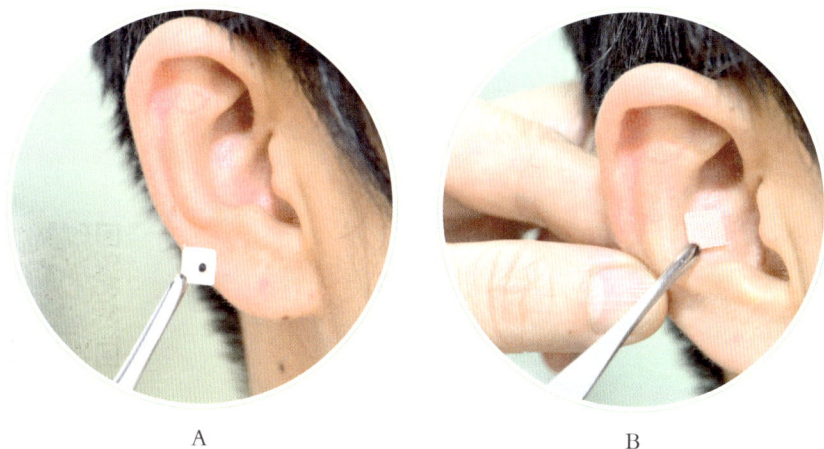

A   B

图 6-2 耳穴压丸法

三、按压手法

嘱患者用拇指和食指分别置于耳廓的两面，相对用力按压耳穴上的压丸，使其产生酸、胀、热、微痛等感觉。每日按压 3~5 次。根据季节可留置 2~4 天（图 6-3）。

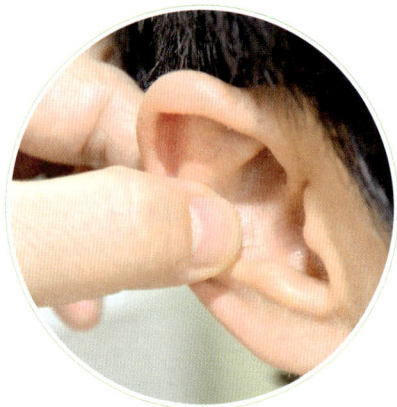

图 6-3　按压耳穴

四、疗程和适应证

一般两耳可同时贴压，或两耳交替贴压，10 次为一个疗程，休息 3~5 天，继续第二个疗程。耳穴压丸的适用证很广，可用于各种慢性疾病。

五、注意事项

（1）严格消毒，防止感染。耳压丸应精选消毒后使用。

（2）埋压期间，适度按压，应防止胶布脱落或污染。

（3）耳廓有皮损时，不宜贴压。

（4）对普通胶布过敏者可改用脱敏胶布。

（5）若天气炎热，贴压时间不宜过长，以 1~2 日为宜。

（6）孕妇慎用。

第二节　耳穴毫针法

耳穴毫针刺法与体针相似，所不同的是毫针短小，多为 0.5~1 寸毫针。此疗法刺激强度较大，施用前应与患者充分沟通。

一、材料准备

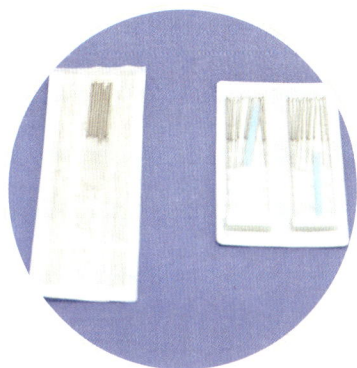

针具选用 28~30 号粗细的 0.5~1 寸长的毫针。现在临床使用的毫针多为一次性无菌针（图 6-4）。

图 6-4　一次性无菌毫针

二、操作方法

根据患者病情选择体位，确定用穴处方后，探查阳性反应点作为刺激点。术者一手固定所刺耳穴，另一手拇、食、中指持针刺入。进针分为插入法和捻入法。针刺的深度和方向视耳穴所在的位置灵活掌握，宜刺入 0.2~0.3cm。捻转后，可留针 15~30 分钟。留针期间根据病情可间断行针 1~2 次。针刺强度与手法应视患者的病情、体质及耐受度来综合考虑。起针时一手托住耳廓针刺部位，一手快速将针拔出，用无菌干棉签或干棉球按压针孔，避免出血（图 6-5）。

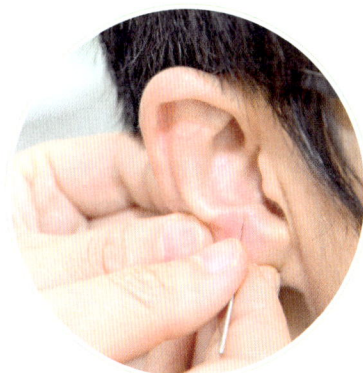

A

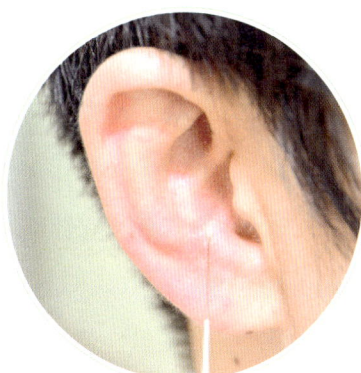

B

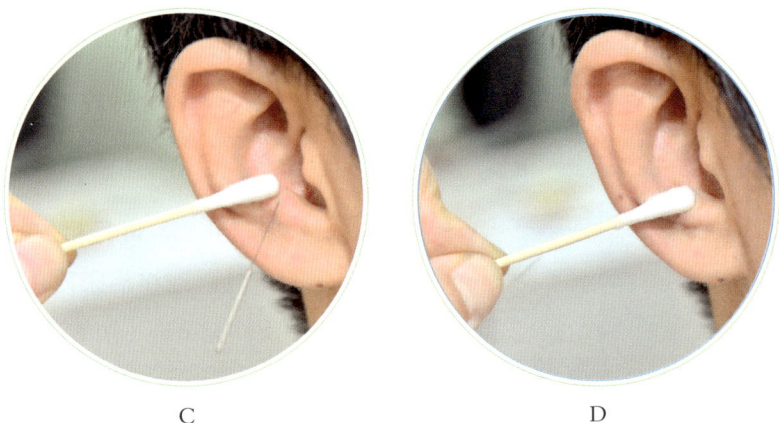

C   D

图 6-5 耳穴毫针法

三、疗程和适应证

一般每日 1 次或隔日 1 次，每次针刺双侧耳穴，或两耳交替，10 次为一个疗程，休息 3~5 天，继续第二个疗程。耳针的适应证很广，大部分疾病均可应用。

四、注意事项

（1）严格消毒，防止感染。耳廓结构特殊，若施术部位发红、肿痛，应及时抗感染处理。

（2）耳穴毫针刺激强度不宜过大，取穴不宜过多。

（3）对紧张、疲劳、虚弱患者可卧位针刺，不宜强刺激，以防晕针。

（4）耳廓有皮损时，不宜针刺。

（5）自发性出血者，不宜针刺。

（6）妊娠期间应慎用。

第三节　耳穴电刺激法

耳穴电刺激法是将毫针法与脉冲电流刺激相结合的一种方法，利用不同波形的电流刺激耳穴，以防治疾病的一种方法。此疗法刺激量较大，施用前应与患者充分沟通。

一、治疗方法

患者一般采取坐位或卧位，根据症状选定部位，探查出阳性反应点作为刺激点。常规消毒，毫针针刺后，先把电针仪电流输出调至"0"位，将导线分别夹在毫针针柄上，慢慢调节电流输出按钮，电流刺激强度以患者可耐受和舒适为度（图6-6）。

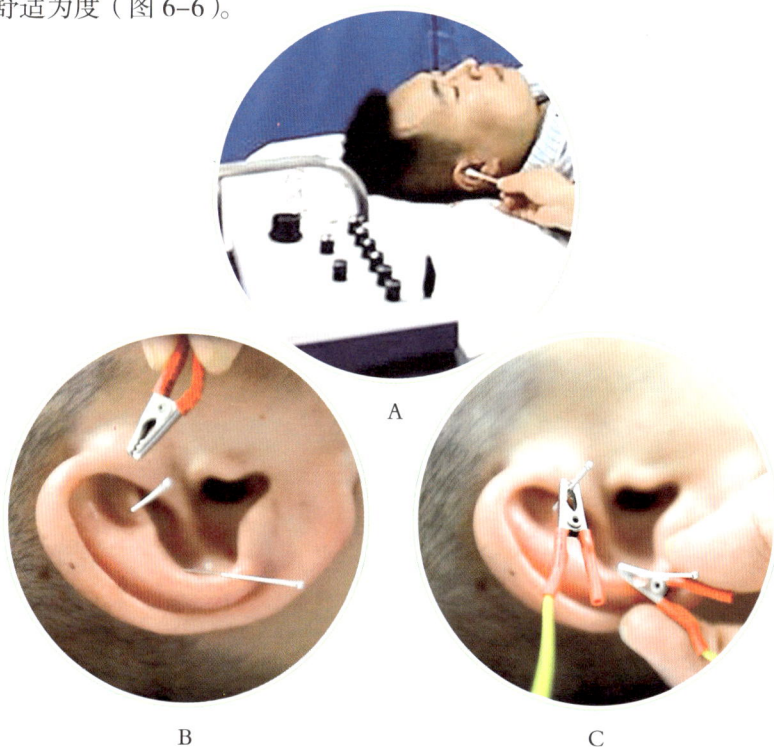

A

B

C

图6-6　耳穴电刺激法

二、波形选择

疏密波

为疏波和密波自动交替出现的一种波形。该波形能克服单一波形易产生适应的缺点。常用于扭挫伤、关节炎、神经性疼痛、面瘫、肌无力等。

断续波

为有节律地时断时续自动出现的一种波形。能提高肌肉组织的兴奋性。常用于中枢及周围神经系统损伤等。

连续波

密波：连续波频率在每秒50~100次为密波，能降低神经应激功能。常用于止痛、镇静、缓解肌肉和血管痉挛等。

疏波：连续波频率在每秒2~5次为疏波，能引起肌肉收缩，提高肌肉韧带张力。常用于治疗肌肉、韧带、肌腱损伤和神经系统疾病等。

三、疗程和适应证

耳穴电刺激法每日或隔日 1 次，每次刺激 20~30 分钟。10 次为一个疗程。主要用于痛症和运动、神经系统疾病。

四、注意事项

（1）严格消毒，防止感染。

（2）电针仪使用前电流输出按钮一定要调节至"0"位。调节输出电流时应循序渐进增加，切忌突然增强。

（3）孕妇、年老体弱者慎用。

第四节　耳穴埋针法

耳穴埋针法是将皮内针埋入耳穴，固定留置一定时间，以刺激耳穴，用以防治疾病的一种方法。临床主要适用于一些慢性疼痛性疾病，每天通过按压，可得到持续刺激，以增强疗效。

一、材料准备

耳穴埋针常用的针具是皮内针，如颗粒性皮内针、揿钉型皮内针，以及改良后的一次性无菌揿针、清铃揿针等（图6-7）。

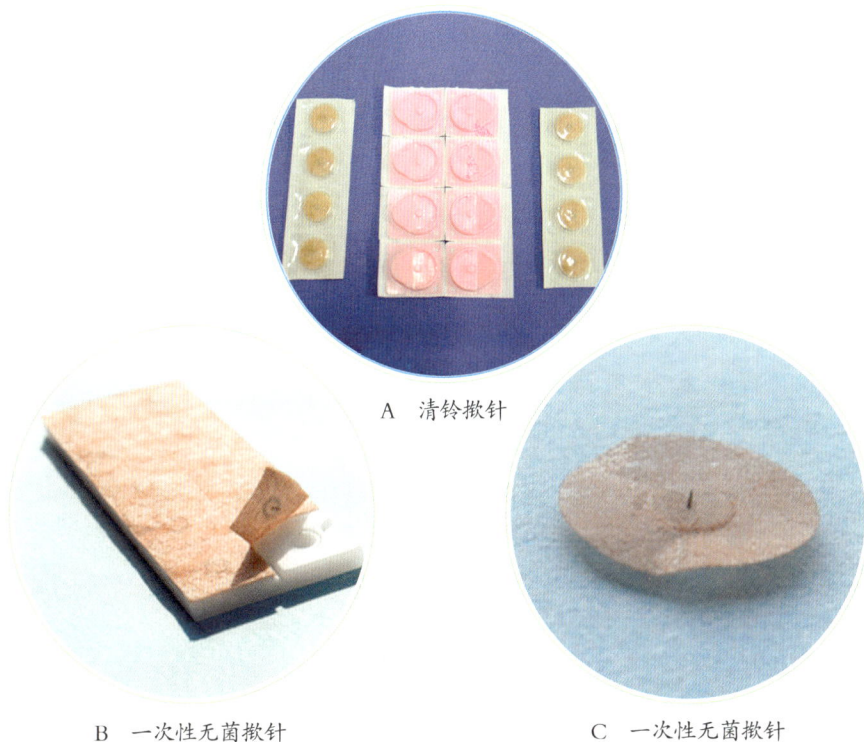

A　清铃揿针

B　一次性无菌揿针

C　一次性无菌揿针

图6-7　皮内针

二、操作方法

患者一般可采取坐位或卧位，根据病症选定部位，探查阳性反应点作为刺激点。常规消毒后，医者一手固定耳廓，使埋针处皮肤紧绷，另一手用镊子夹住消毒后的皮内针针柄，轻轻刺入穴位的皮肤。再用医用胶布固定。按至耳穴局部发热或胀痛为度（图 6-8）。根据病情嘱患者每日自行按压。保留 1~3 日后揭开胶布取出皮内针，消毒埋针部位。

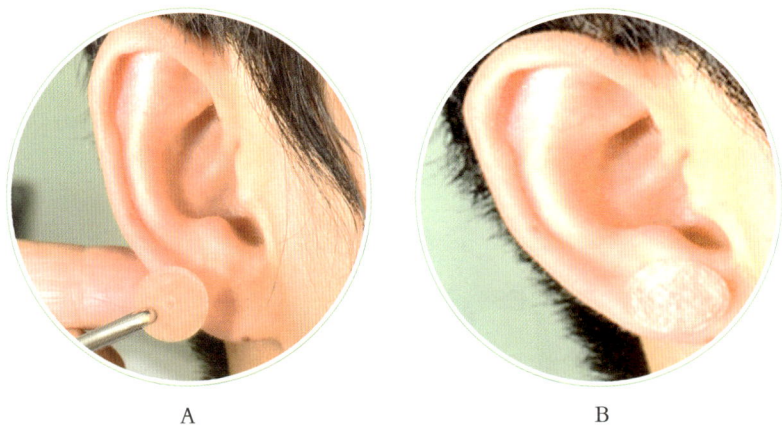

A   B

图 6-8　耳穴埋针法

三、疗程和适应证

一般只埋一侧耳穴，每次选择 3~5 个穴位，可保留 1~3 天。5 次为一个疗程，休息 7~14 天，继续下一个疗程。主要适用于持续性痛症和运动系统、神经系统疾病。

四、注意事项

（1）严格消毒，防止感染。

（2）医用胶布应大于针柄，以便固定。

（3）一次埋入时间不应超过 3 日，夏季埋针应缩短时间，以 1~2 日为宜。

（4）耳部皮肤有破损及天气炎热时，不宜使用。

（5）埋针处不要淋湿浸水，以防感染。

（6）埋针处有异常反应，应立即停止治疗并及时就医，对症处理。

第五节　耳穴磁疗法

耳穴磁疗法是运用磁场作用于耳穴治疗疾病的方法。具有镇痛、消炎、止痒、催眠和调整自主神经功能等作用。

一、材料准备（图 6-9）

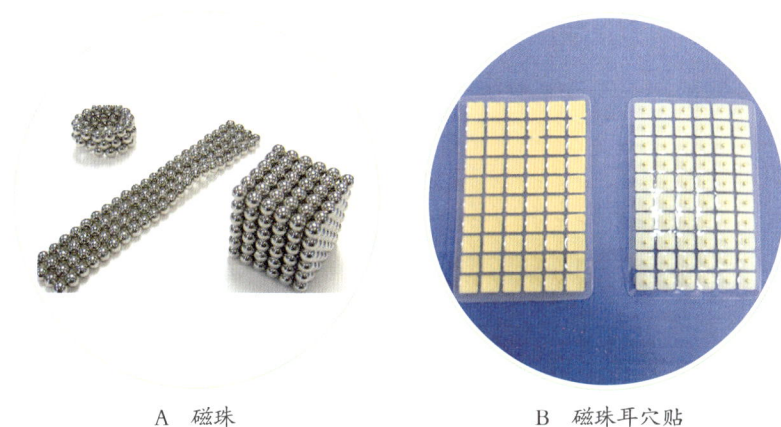

A　磁珠　　　　　　　　　B　磁珠耳穴贴

图 6-9　耳穴磁疗用品

二、治疗方法

患者一般采取坐位或卧位，根据症状选定部位，探查出阳性反应点作为刺激点。消毒后，医师用磁珠或磁片放置在小块胶布中央直接贴在耳穴，或者在耳穴前后对贴，可增强磁力穿透穴位，以便更好地发挥作用（图 6-10）。

A   B

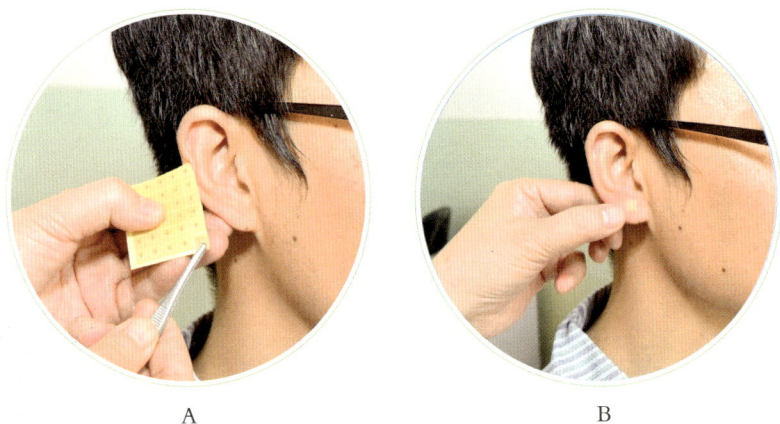

图 6-10　耳穴磁疗法

三、疗程和适应证

单侧取穴，两耳交替。每次取穴 2~3 个，每次贴敷 3~5 天，10 次为一个疗程。休息 3~7 天，继续下一个疗程。主要适用于痛症、炎症和自主神经功能紊乱病症。

四、注意事项

（1）严格消毒，防止感染。

（2）耳穴磁疗选取穴位和磁珠数量不宜过多，磁体不宜过大。

（3）在相对贴敷时，应使两个磁体异名极相对贴穴。

（4）治疗时如有不良反应，应立即停止治疗。

（5）孕妇慎用。

第六节　耳穴刺络法

耳穴刺络法是使用一定针具在耳穴和耳脉络处进行针刺、点刺或切割放血的一种治疗方法。

一、材料准备

耳穴刺络法的常用针具有三棱针、采血针、采血笔等（图6-11）。

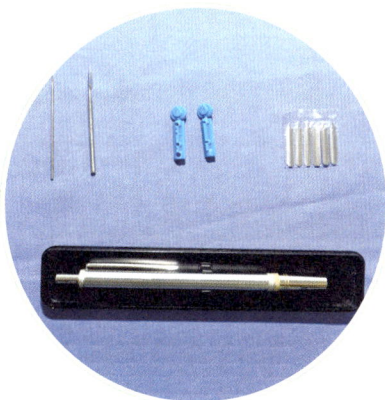

图 6-11　耳穴刺络工具：三棱针、采血针（上），采血笔（下）

二、治疗方法

患者一般采取坐位或卧位，根据症状选定部位，探查出阳性反应点作为刺激点。按摩耳廓，使之充血。常规消毒后，医师一手固定耳廓，另一手用毫针、三棱针、采血针等，在耳穴上进行针刺、点刺，挤压出血数滴后，用消毒棉球或　棉签按压止血，并消毒刺血部位（图6-12）。

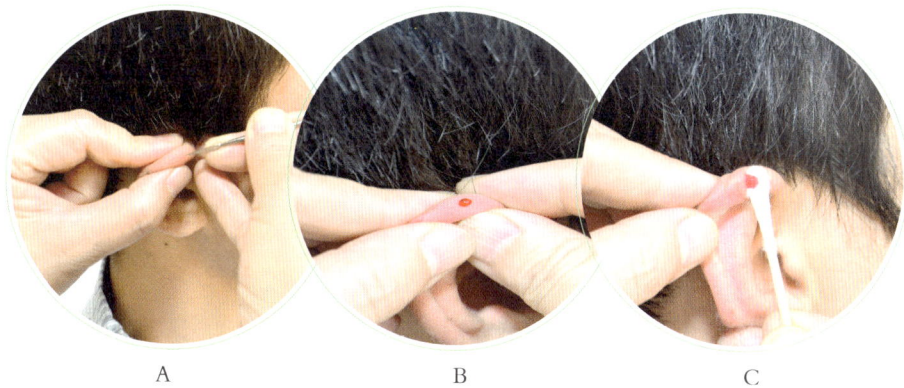

A　　　　　　　　B　　　　　　　　C

图 6-12　耳穴刺络法

三、疗程和适应证

一般双耳取穴，或两耳交替取穴。每次选择 1~2 个穴位。3~5 天 1 次，10 次为一个疗程。本疗法适用痛症、热证、炎症、实证等。

四、注意事项

（1）严格消毒，防止感染。

（2）操作前应按摩耳廓，使其充血。术后用无菌干棉签按压，不应揉按，以防皮下出血。

（3）虚弱病人出血量不宜过多，一次 5~10 滴即可。

（4）术后创口应保持干燥，避免汗及水的污染。

（5）医者勿接触患者血液。

（6）年老体弱、孕妇及贫血者慎用。

第七节　耳穴灸法

耳穴灸法是用温热刺激耳穴以治疗疾病的一种方法。有温经散寒、疏通经络的功效。常用于虚寒证、痹证等。

一、材料准备

耳穴灸法常用的材料有艾条和线香（图 6-13）。

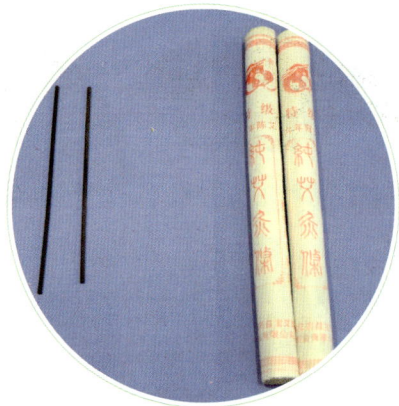

图 6-13　线香与艾条

二、治疗方法

患者一般采取坐位或卧位，根据症状选定部位，探查出阳性反应点作为刺激点。消毒后，医师一手固定耳廓，另一手持艾条或线香等对准耳穴，距离以病人感到温热而不烫为度（图6-14）。

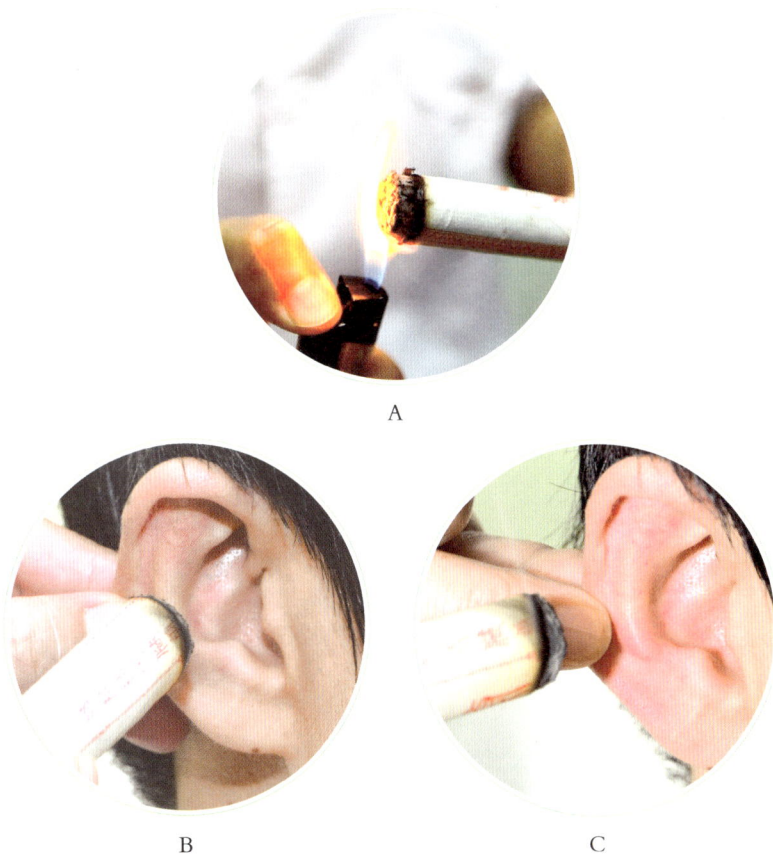

A

B

C

图 6-14　耳穴灸法

三、疗程和适应证

一般每个穴位艾灸 3~5 分钟，每日或隔日 1 次，10 次为一个疗程。本疗法适用痛症、寒证、虚证等。

四、注意事项

（1）操作时，灸至皮肤发红、稍有灼痛即可。

（2）若不慎灸出小水泡，可任其自行消失。

（3）如有烫伤、灼伤应立即涂抹烫伤膏。

（4）耳廓皮肤破溃者及孕妇慎用。

第八节　耳穴按摩法

　　耳穴按摩法是用双手指腹在耳廓不同部位进行按摩、提捏的一种治疗方法。本疗法操作方便、安全无痛，在日常养生保健中应用广泛。

一、按摩方法

◯ 按摩三角窝

　　用食指指腹置于三角窝处，由轻到重环形揉动，使局部发红、产生热感为度，此法具有疏肝、镇静、止痛等功效（图6-15）。

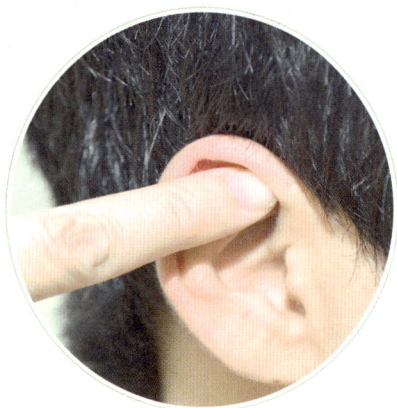

图6-15　按摩三角窝

按摩耳甲艇

将食指指腹置于耳甲艇区，由轻到重，反复摩擦该区域，使局部发红产生热感为度，此法具有利尿、消肿、促消化作用（图6-16）。

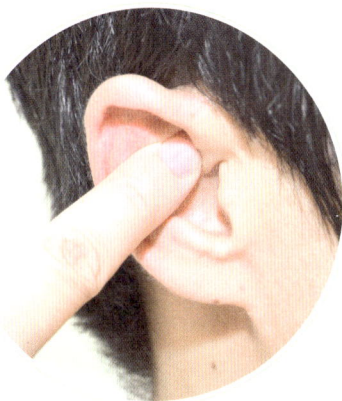

图 6-16　按摩耳甲艇

按摩耳甲腔

将食指指腹置于耳甲腔区，由轻到重，反复摩擦该区域，使局部发红产生热感为度，此法具有清肺、宽胸理气、养心安神等功效（图6-17）。

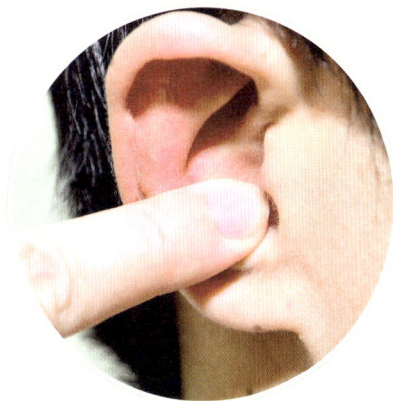

图 6-17　按摩耳甲腔

按摩耳屏内侧

将食指置于耳道内，指腹向前，与耳屏内侧相接触，并转动手指，使耳屏内侧发红产生热感为度，此法具有清咽利喉、解表等功效（图6-18）。

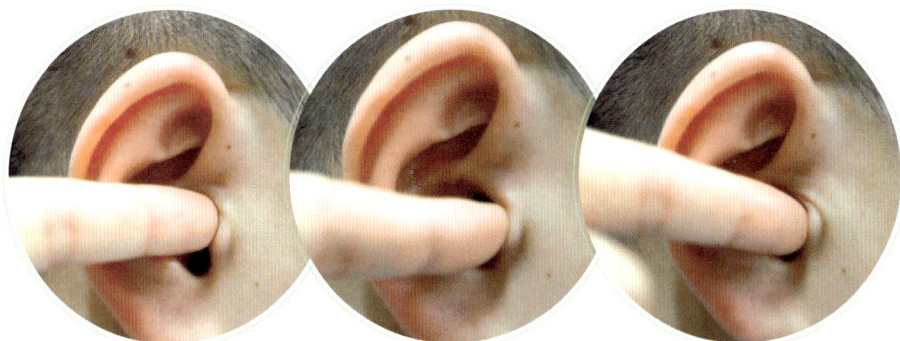

A　　　　　　　　　　B　　　　　　　　　　C

图 6-18　按摩耳屏内侧

按摩耳轮法

以拇指与食指指腹或食指桡侧缘相对，沿着外耳轮上下来回搓揉，紧搓慢移，使耳轮发红发热为度。每日2次，每次3~5遍（图6-19）。此法具有聪耳明目、补肾健脾等作用。

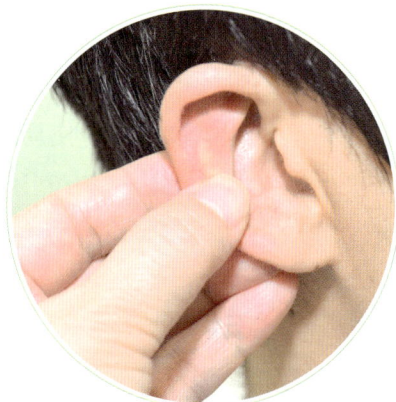

图 6-19　按摩耳轮

提捏耳垂法

以拇指指腹与食指桡侧相对，自行提捏耳垂，由上至下，由轻到重，使局部发红、产生热感为度，每日2次，每次15~30下（图6-20）。此法具有解表、退热、聪耳明目等作用。

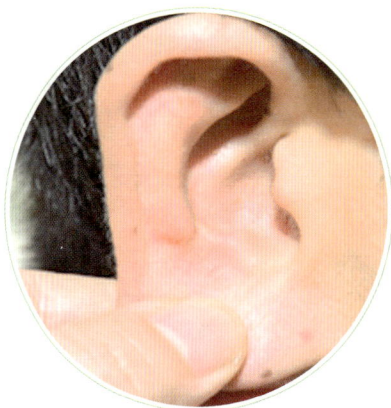

图 6-20　提捏耳垂

按摩对耳屏法

用拇指与食指指腹相对，由轻到重揉捏对耳屏，使局部发红、产生热感为度（图6-21）。此法具有镇静、安神、止痛等功效。

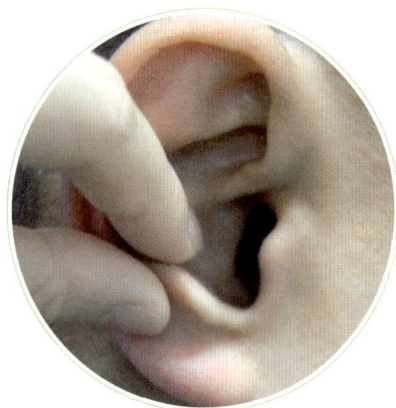

图 6-21　按摩对耳屏

提拉耳尖法

以双手拇指或食指指腹提捏耳尖部，使局部发红、产生热感为度，每日2次，每次提捏15~30下（图6-22）。此法具有清热息风、解痉止痛、平肝明目等作用。

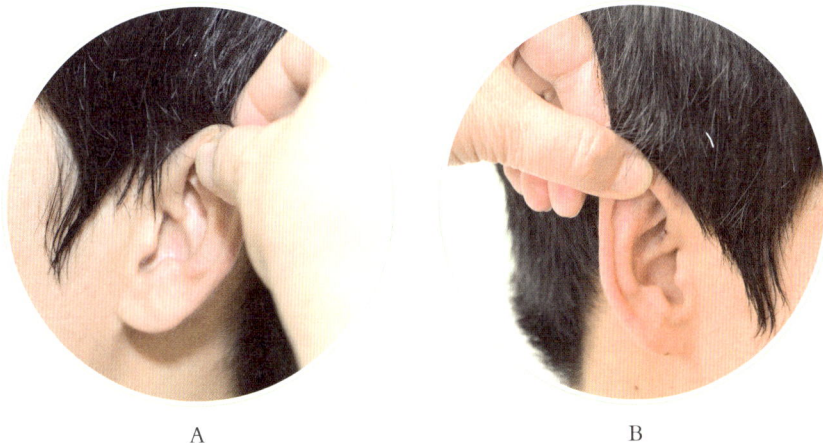

A   B

图 6-22 提拉耳尖

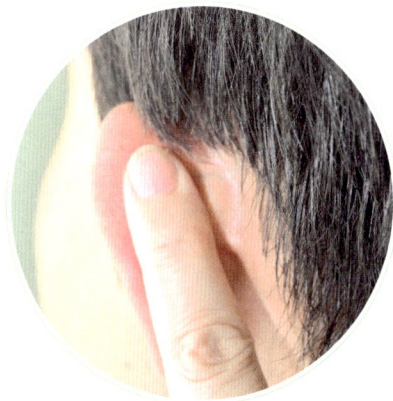

图 6-23 搓摩耳背

搓摩耳背法

用食指指腹对耳廓背部上下搓摩，至耳背发红并产生热感为度，每日2次，每次搓摩15~30下（图6-23）。此法具有降压、止痛、醒神健脑等作用。

全耳按摩法

以拇指与食指指腹相对按揉耳穴区，从三角窝开始，向耳甲艇、耳甲腔处按揉，再按顺序按揉对耳屏、耳垂、耳轮、对耳轮。每日 2 次，每次按揉 4~5 遍。可以根据病情有重点地按摩，如妇科疾病，可重点按揉三角窝；消化系统疾病，可重点按揉耳甲艇；心、肺系统疾病，可重点按揉耳甲腔；内分泌系统疾病可重点按揉耳屏；脊柱疾病可重点按揉对耳轮。全耳按摩具有治疗全身性疾病、保健、抗衰老等作用。

二、疗程和适应证

一般双耳同时操作，每日 2 次，10 天为一个疗程。长期坚持以上方法按摩刺激耳廓，可以起到疏通经络、调节脏腑、补肾聪耳、健脾培中的作用，可用于全身性疾病的辅助治疗和养生保健。

三、注意事项

（1）耳廓皮肤有破损时，不宜使用耳穴按摩法。

（2）使用耳穴按摩法，应长期坚持才会有持久的效果。

（3）孕妇慎用。

第九节　耳穴药物注射法

耳穴药物注射又称水针，是通过注射器将微量药物注射到耳穴的一种治疗方法（图 6-24）。本疗法的优势在于同时发挥穴位与药物的双重作用。

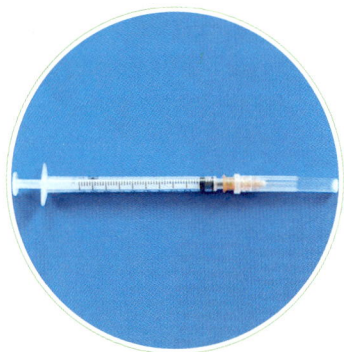

图 6-24　注射器材

一、药物选择

○ 中药制剂

常用药有当归注射液、黄芪注射液、鱼腥草注射液等。

○ 西药制剂

常用药有维生素系列、普鲁卡因、利多卡因、生理盐水等。

二、操作方法

患者一般采取坐位或卧位，根据症状选定部位，探查出阳性反应点作为刺激点。再根据病症选择注射用药，并用 1ml 注射器、4 号针头吸取药液备用。常规消毒后，医师一手固定耳廓，另一手持注射器将针头缓慢刺入耳穴，回抽无血，即可将药液注入皮下，每穴注入 0.1~0.3ml。注射完毕后，用消毒干棉球按压，防止出血。

三、疗程和适应证

每次选择双侧耳穴，或两耳交替。每日或隔日 1 次，10 次为一个疗程。本疗法适用于痛证、支气管哮喘、炎症等。

四、注意事项

（1）严格消毒，防止感染。
（2）注射前，医者应充分了解所使用药物的药理作用和注意事项。
（3）过敏人群，或易导致过敏的药物，操作前应做皮试。
（4）孕妇慎用。

第十节　耳穴贴敷法

耳穴贴敷法是将有刺激性的膏药贴敷在耳穴上以达到治疗目的的方法。此方法取材简便，方法易行，容易被广大患者接受。又因此疗法安全有效、无痛，尤其适用于儿童。

一、材料准备

耳穴贴敷法常用的膏药有消炎解痛膏、云南白药膏、活血止痛膏等。

二、操作方法

患者一般采取坐位或卧位，根据症状选定部位，探查出阳性反应点作为刺激点。将膏药剪成 0.5cm×0.5cm 方形小块备用。消毒后，医师一手固定耳廓，另一手用镊子将剪好的方形膏药贴敷在耳穴上（图 6-25）。

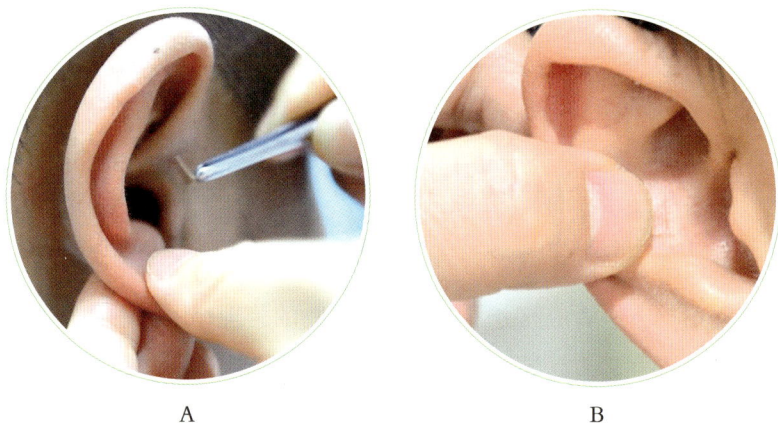

A　　　　　　　　　B

图 6-25　耳穴贴敷法

三、疗程和适应证

每次贴敷一侧耳穴，两耳交替。每次贴敷 2~3 天，10 次为一个疗程。临床主要适用于痛症、炎症和瘀血病症。

四、注意事项

（1）选择具有刺激性且渗透性好的膏药贴敷。

（2）皮肤过敏者，应立即停止使用。

（3）孕妇慎用。

第七章 耳穴选穴原则与疗效五要素

第一节　耳穴选穴原则

一、常用选穴思路

◎ 按中医理论取穴

辨证选穴是根据中医脏腑、经络理论结合医师望、闻、问、切以及疾病所出现的症状选取相应的耳穴。

（1）按脏腑理论取穴：按照中医脏腑的生理功能进行取穴，心主神明，所以心穴治疗神经官能症、睡眠障碍等神志病；脾主四肢，所以脾穴可以治疗四肢活动不利、水肿、乏力等疾病。

（2）按经络理论取穴：根据经络循行部位或"是动病"和"所生病"来取穴，如后头痛，其部位属于足太阳膀胱经循行部位，故取"膀胱穴"治疗；小肠经的所生病者"耳聋，目黄，颊肿，颈颌肩臑肘臂外后廉痛"，故耳聋、颈肩等疾病可取小肠穴来治疗。

◎ 按西医理论取穴

耳穴中有一部分是基于西医的神经、解剖以及全息理论研究成果而来，如内分泌、交感、降压沟、皮质下等。这些穴位的功能主治和西医理论是相吻合的，如高血压可选取降压沟穴；月经不调可选取内分泌穴；消化道溃疡可以选取皮质下、交感穴；又如肾上腺所分泌的激素具有抗炎、抗过敏作用，所以在治疗风湿、炎症、过敏反应等疾病可取肾上腺穴。

二、其他选穴思路

○ 经验选穴

医师可以根据自己长期临床经验，不断扩展耳穴的主治功能，选取经验效穴。如神门具有镇静、镇痛、安神作用；甲状腺疾病取肘穴；耳中穴可以治疗膈肌痉挛；屏尖穴治疗斜视；老花眼取枕穴等。

○ 阳性反应点选穴法

常规选穴后，可以在该区域继续寻找相应的阳性反应点以提高临床效果，如耳廓的隆起、凹陷、充血、变色以及压痛敏感点等。

三、耳穴配穴特点

耳针用穴贵在少而精，耳穴配伍必须建立在正确的辨证辨病、明确立法治则基础上。掌握耳穴主治特点，遵循耳针取穴原则，选取功能相对、疗效显著的穴位，按照君、臣、佐、使组成处方，发挥耳穴扶正祛邪、防治疾病的最佳效应。

第二节　提高耳穴疗效的五大要素

一、明确诊断

耳穴治疗首先要明确诊断，这是提高耳穴疗效的重要前提。医师需要通过望、闻、问、切进行辨病辨证。只有诊断清楚，治疗才能有的放矢，取得最佳疗效。

二、处方合理

处方合理是提高耳穴疗效的重要基础。医师应紧紧抓住主症病机，选取功能相对的耳穴和相应刺激点进行配穴，同时顾及兼症，随症加减，选取合理的处方。

三、取穴准确

想要取穴准确，必须熟悉耳穴定位基础上，通过望诊法、探查法反复对比观察，耳穴可能随形态改变而移动，所以施术时要随穴心改变而改变，灵活变通。准确找出最佳敏感点，这是耳穴取效的重要环节。

四、操作恰当

医师应根据患者的病情轻重、年龄、体质选择相应的针具以及适当的刺激手法和刺激强度，这是耳穴治疗取效的关键。

五、按疗程治疗

由于疾病程度和病程不同，所以疗程也会不同。一般来说，病程与疗程成正比，即病程短疗程就短；病程长疗程就长。因此患者应遵医嘱按疗程治疗，这样才能取得预期效果。

耳针疗法

是使用一定方法刺激耳穴以防治疾病的

一种疗法，目前可治疗的病症已达 200 余种。

耳针疗法具有扶正祛邪、调理气血以恢复机体阴阳

平衡的作用，不仅可以增强机体抵抗力、用于防病保

健；而且可以治疗功能性疾病、器质性病变甚至疑难杂

症尤以治疗痛症的效果最为明显。同时，耳针疗法具有

操作简便易行、花费少、临床适应证广、起效迅速、

安全无副作用等诸多优点，因而受到广大患者的普

遍欢迎。本章将对耳针疗法所涉及的内、妇、

儿、神经、五官、皮肤各科病症进行

详细阐述。

临床篇

第八章 内科常见疾病

第一节 呼吸系统疾病

感 冒

概述

感冒是一种常见的外感疾病，其一年四季均可发病，尤以冬、春两季发病率高。西医学认为普通感冒是由鼻病毒、冠状病毒，或溶血性链球菌等引起的上呼吸道感染。中医学中，普通感冒又称"伤风""外感"，在《伤寒论》中属"太阳病"范畴。

感冒以鼻塞、流涕、恶寒、发热、咳嗽、头痛、周身酸楚不适为主要临床表现，而不同的证型其临床表现又各有侧重。如风寒感冒，多表现为恶寒重、发热轻、无汗、周身酸痛、鼻塞声重、流清涕、咽痒、咳吐清稀白痰；风热感冒，多表现为发热重、恶寒轻、有汗、鼻涕色黄、咽干咽痛或咳吐黄浊黏痰；而暑湿感冒，患者多肢体酸重、汗出不畅、头昏重或胀痛、胸脘痞闷。感冒多具有自限性，轻者休息7天即可痊愈，重者多需寻求医生治疗。

耳针疗法可用于治疗普通感冒，特别是高热患者可点刺耳尖放血，清热效果良好。另外，在感冒流行季节，可用耳压法预防感冒。

病因病机

中医学认为本病的病位在肺卫，基本病机为卫表不固，肺失宣肃。常因过度疲劳、起居失宜等造成机体抵抗力减弱、卫气不固，或感气候骤变、冒雨涉水等机体卫外功能无法适应，邪气乘虚侵袭人体皮毛、口鼻而发病。致病邪气以风邪为主，或夹杂寒、热、暑湿等。

治疗

处方（图 8-1）

主穴：肺、上屏、内鼻、气管。

配穴：风热感冒加耳尖；风寒头痛加额、枕；暑湿感冒加胃、脾、大肠等。

肺：在心、气管区周围处，即耳甲 14 区。

上屏：在耳屏内侧面的上 1/2 处，即耳屏 1 区。

内鼻：在耳屏内侧面的下 1/2 处，即耳屏 4 区。

气管：在心区与外耳门之间，即耳甲 16 区。

耳尖：在耳廓向前对折的上部尖端处，即耳轮 6、7 区交界处。

额：在对耳屏外侧面的前部，即对耳屏 1 区。

枕：在对耳屏外侧面的后部，即对耳屏 3 区。

胃：在耳轮脚消失处，即耳甲 4 区。

脾：在 BD 线下方，耳甲腔的后上部，即耳甲 13 区。

大肠：在耳轮脚及部分耳轮与 AB 线之间的前 1/3 处，即耳甲 7 区。

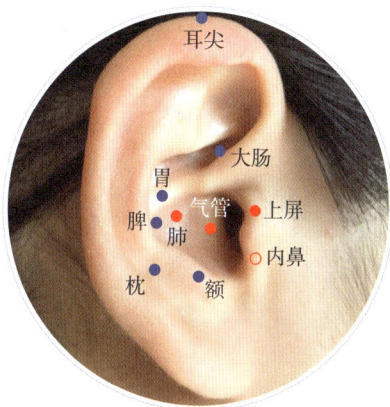

图 8-1 感冒耳穴定位示意图

● 主穴　● 配穴

○ 内侧面　（后图同）

✿ 操作

（1）取主穴及随证配2~3穴，用王不留行籽贴压，按压手法以对压法或直压法为主，每次取一侧耳穴，两耳交替，隔日一换。或可采用毫针刺法，高热患者可点刺耳尖放血，但均需寻求专业针灸医师进行治疗。

（2）耳尖放血法：操作前应按摩耳廓使其充血，严格消毒放血部位，术者一手捏住耳尖部，另一手用放血针迅速向耳尖刺进0.1~0.2cm，挤出鲜血10~20滴，术后用无菌干棉签按压，不应按揉，以防皮下出血。一般双耳取穴。

咳　嗽

概述

"咳"指有声无痰，"嗽"指有痰无声，临床多声痰并见，故并称"咳嗽"。咳嗽是人体为清除呼吸道内的分泌物或异物而产生的一种自身保护性的反射动作，是身体的一种防御反应；但长期、剧烈的咳嗽则为病态。《素问·宣明五气篇》云："五气所病……肺为咳……"故咳嗽既可作为一种独立性的证候，又可作为症状见于多种肺系疾病，包括西医学所称的上呼吸道感染、急慢性支气管炎、慢性阻塞性肺疾病、支气管扩张、肺感染、肺结核等。

耳针疗法用于咳嗽的治疗，可理肺止咳，缓解咳气上逆的不适感，改善症状。

病因病机

中医学认为本病的病位在肺，由于肺失宣肃、肺气上逆而发病。病因可归为外感、内伤两大类，外感咳嗽多因风寒、风热、风燥等邪气侵袭于肺，其病性多属实证；而内伤咳嗽多因脏腑功能失调累及于肺，其病性多虚实夹杂、邪实正虚。

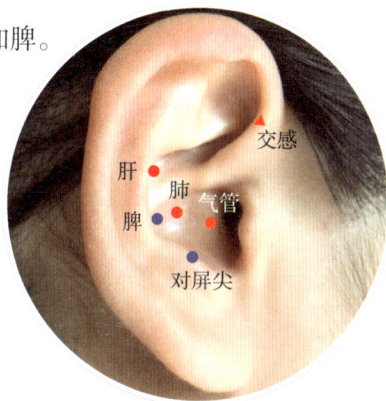

治疗

○ **处方**（图 8-2）

主穴：肺、肝、气管、交感。

配穴：外感咳甚者加对屏尖；痰多者加脾。

肺：在心、气管区周围处，即耳甲 14 区。

肝：在耳甲艇的后下部，即耳甲 12 区。

气管：在心区与外耳门之间，即耳甲 16 区。

交感：在对耳轮下脚前端与耳轮内缘交界处，即对耳轮 6 区前端。

对屏尖：在对耳屏游离缘尖端，即对耳屏 1、2、4 区交点处。

脾：在 BD 线下方，耳甲腔的后上部，即耳甲 13 区。

图 8-2 咳嗽耳穴定位示意图

▲ 对耳轮下脚前端与耳轮内缘交界处
（后图同）

○ **操作**

随证每次取穴 2~3 穴，用王不留行贴压，按压手法以对压法或直压法为主，每次取一侧耳穴，两耳交替，隔日一换。或可采用毫针刺法，但需寻求专业针灸医师进行治疗。

支气管炎

概述

支气管炎是指由于受到细菌、病毒的感染或物理、化学因素的刺激以及过敏等因素引起气管、支气管黏膜及其周围组织的炎症。

支气管炎有急性和慢性之分。急性支气管炎多由外感引起，其症状与感冒类似，但咳嗽、咯痰症状相对明显，而全身症状较普通感冒为轻，一般具有自限性。若每年咳嗽、咯痰症状持续三个月以上，并连续两年出现，则为慢性支气管炎，其可由急性支气管炎经久不愈转化而来，也可由于脏腑功能失调累及于肺而发。

　　耳针疗法对于缓解支气管炎的症状具有非常明显的效果。但急性支气管炎，若合并有明显的细菌或病毒感染症状时，不宜单独使用此法，还需适当选用抗生素或抗病毒药物配合治疗；待全部症状消失后，可用耳针疗法坚持治疗一段时间以巩固疗效。慢性支气管炎不但可以在发作期选用耳针疗法进行治疗，还可在缓解期用此法进行预防，以提高机体抵抗力，防止急性发作。

病因病机

　　中医学认为本病的病位在肺。急性支气管炎由于肺气不足、卫外不固，外邪侵袭于肺而发生。慢性支气管炎伤于外者是由于急性支气管炎经久不愈，迁延而成；发于内者，多是由于肺、脾、肾三脏功能失调而致。

治疗

处方（图8-3）

　　主穴：肺、气管、神门、对屏尖。

　　配穴：急性支气管炎加枕、肾上腺；慢性支气管炎加大肠、脾、胃、肾、耳尖。

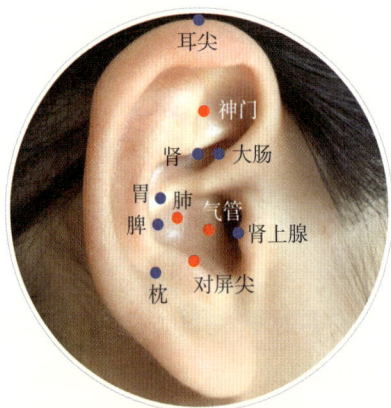

肺：在心、气管区周围处，即耳甲14区。

气管：在心区与外耳门之间，即耳甲16区。

神门：在三角窝后1/3的上部，即三角窝4区。

对屏尖：在对耳屏游离缘尖端，即对耳屏1、2、4区交点处。

枕：在对耳屏外侧面的后部，即对耳屏3区。

图8-3　支气管炎耳穴定位示意图

肾上腺：在耳屏游离缘下部尖端，即耳屏 2 区后缘处。

大肠：在耳轮脚及部分耳轮与 AB 线之间的前 1/3 处，即耳甲 7 区。

脾：在 BD 线下方，耳甲腔的后上部，即耳甲 13 区。

胃：在耳轮脚消失处，即耳甲 4 区。

肾：在对耳轮下脚下方后部，即耳甲 10 区。

耳尖：在耳廓向前对折的上部尖端处，即耳轮 6、7 区交界处。

操作

（1）取主穴及随症配 2~3 穴，用王不留行贴压，按压手法以对压法或直压法为主，每次取一侧耳穴，两耳交替，2~3 天一换，5 次为一个疗程。或可采用毫针刺法，或在急性期点刺耳尖放血，但均需寻求专业针灸医师进行治疗。

（2）耳尖放血法：操作前应按摩耳廓使其充血，严格消毒放血部位，术者一手捏住耳尖部，另一手用放血针迅速向耳尖刺进 0.1~0.2cm，挤出鲜血 10~20 滴，术后用无菌干棉签按压，不应按揉，以防皮下出血。一般双耳取穴。

支气管哮喘

概述

支气管哮喘是一种呼吸道的慢性炎症性疾病，具有反复发作性、阵发性的特点，一般病程较长。临床多以喘息、气促、胸闷和（或）咳嗽等为主要表现。"哮"指声响言，以喉间哮鸣有声、呼吸气促为特征；"喘"指气息言，以呼吸困难、喘促，甚至张口抬肩、鼻翼扇动、喘息不能平卧为主要特征。一般哮必兼喘，而喘未必兼哮，临床上多哮、喘并见，故常以"哮喘"并称。

支气管哮喘与遗传因素、过敏反应及某些促发因素相关。其过敏原可涉及各类物品，如茶、咖啡豆、花生等食物，抗生素（如青霉素）等药物，或油漆、活性染料等化学物品，或尘螨、真菌、花粉、皮毛等其他物品。本病常突然发作，可由于天气寒冷、异味刺激等气候与环境的变化而引发，或由于情绪变化、饮食不当、劳累等因素而诱发。本病一年四季均可发生，尤以寒冷季节和气候骤变时多发；可发于任何年龄，但首次发病者多小儿。

耳针疗法对缓解哮喘的发作有一定的疗效，但对于处于哮喘持续状态中的患者，切不可仅用耳针这单一疗法进行治疗，最好配合服用药物以综合治疗。另外，在哮喘发作症状缓解以后，还需坚持耳针治疗一段时间以巩固疗效。

病因病机

中医学认为本病病位在肺，以痰饮伏肺为主因，加之外邪侵袭、饮食不当、情志刺激、体虚劳倦等诱因而发作。哮喘患者因平素脾虚失运，水谷不能化为精微，凝聚成痰，伏藏于肺。发作期"伏痰"因邪气引发触动，而致痰随气升、气因痰阻、痰气搏结、壅阻气道、肺气宣降失常。本病迁延不愈、反复发作可致肺肾皆虚，摄纳失司而成本虚标实证且以本虚为主，并与肾、脾、心三脏有密切的关系。

治疗

处方（图8-4）

主穴：肺、气管、肾上腺、对屏尖、皮质下。

配穴：发作期喘甚者加神门、内分泌、交感、大肠；脾肾两虚者加脾、肾。

肺：在心、气管区周围处，即耳甲14区。
气管：在心区与外耳门之间，即耳甲16区。
肾上腺：在耳屏游离缘下部尖端，即耳屏2区后缘处。
对屏尖：在对耳屏游离缘尖端，即对耳屏1、2、4区交点处。
皮质下：在对耳屏内侧面，即对耳屏4区。

神门：在三角窝后 1/3 的上部，即三角窝 4 区。

内分泌：在屏间切迹内，耳甲腔的底部，即耳甲 18 区。

交感：在对耳轮下脚前端与耳轮内缘交界处，即对耳轮 6 区前端。

大肠：在耳轮脚及部分耳轮与 AB 线之间的前 1/3 处，即耳甲 7 区。

脾：在 BD 线下方，耳甲腔的后上部，即耳甲 13 区。

肾：在对耳轮下脚下方后部，即耳甲 10 区。

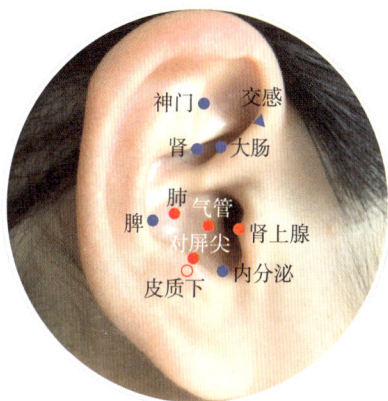

图 8-4　支气管哮喘耳穴定位示意图

操作

发作期，视病情情况，可取一侧耳穴，两耳交替进行，或可同取双侧耳穴。一般一侧约选取 5 个穴位，用王不留行贴压，坚持每天自行按压 3~4 次，每穴 1~3 分钟，按压手法以对压法或直压法为主，以出现酸胀感为宜，2~3 天一换；或可采用毫针刺法、捻转法，用中、强刺激，但需寻求专业针灸医师进行治疗。缓解期刺激可稍弱，可每周治疗 2 次，以增强机体抵抗力，防止复发。一般治疗以 10 天为一个疗程，休息 5~7 天，可继续下一个疗程的治疗。

第二节　循环系统疾病

高血压

概述

高血压病是以安静状态下持续性动脉血压增高（BP ≥ 140/90mmHg）为主要表现的一种常见的慢性疾病，常伴有头痛、眩晕、心悸、失眠、手指麻木等症状。早期可无自觉症状，常于体检时发现，晚期常引起心、脑、肾等脏器的并发症，严重危害人类健康，故应引起充分重视。目前认为，高血压病与遗传因素相关，并与长期工作紧张、精神刺激等环境因素及肥胖、服用避孕药等其他因素有关。且随着年龄的增长，高血压病的发病率有明显增高的趋势。根据主要症状的不同，高血压病在中医可分属"头痛""眩晕""肝风"等范畴。

高血压病在临床上可分为原发性和继发性两类，原发性高血压是一种以血压升高为主要临床表现而病因尚未明确的独立性疾病；而继发性高血压又称为症状性高血压，其病因明确，血压升高仅是这种疾病的临床表现之一。

耳针疗法对原发性高血压和继发性高血压都有控制症状的作用。高血压病患者，若在服用降压药物治疗的同时，配合耳针疗法治疗，可改善各期高血压的头晕症状，尤其对原发性高血压病的一、二期，具有明显、稳定的降压效果；对三期高血压病，亦可改善患者的不适症状和减轻服用药物的副作用。血压过高时，耳尖穴点刺放血，具有快速降压的作用。对在服用药物降压的患者，开始用耳针疗法治疗后，不可马上停药或过快减少药量，应在治疗一段时间后，血压接近正常或已降至正常并趋于稳定后，再逐渐减少药量。

病因病机

中医学认为高血压病的发生与肝、肾关系密切，多由于肝、肾阴阳失调所致，属肾阴不足、肝阳上亢的上实下虚证。其发生常与情志失调、饮食不节、内伤虚损等因素有关。

治疗

◎ **处方**（图8-5）

主穴：耳背沟、角窝上、肾上腺、耳尖、交感、神门、心、肝。

配穴：肾阴虚者加肾、皮质下；头胀痛者加枕、额。

耳背沟：在对耳轮沟和对耳轮上、下脚沟处。

角窝上：在三角窝前 1/3 的上部，即三角窝 1 区。

肾上腺：在耳屏游离缘下部尖端，即耳屏 2 区后缘处。

耳尖：在耳廓向前对折的上部尖端处，即耳轮 6、7 区交界处。

交感：在对耳轮下脚前端与耳轮内缘交界处，即对耳轮 6 区前端。

神门：在三角窝后 1/3 的上部，即三角窝 4 区。

心：在耳甲腔中心最凹陷处，即耳甲 15 区。

肝：在耳甲艇的后下部，即耳甲 12 区。

肾：在对耳轮下脚下方后部，即耳甲 10 区。

皮质下：在对耳屏内侧面，即对耳屏 4 区。

枕：在对耳屏外侧面的后部，即对耳屏 3 区。

额：在对耳屏外侧面的前部，即对耳屏 1 区。

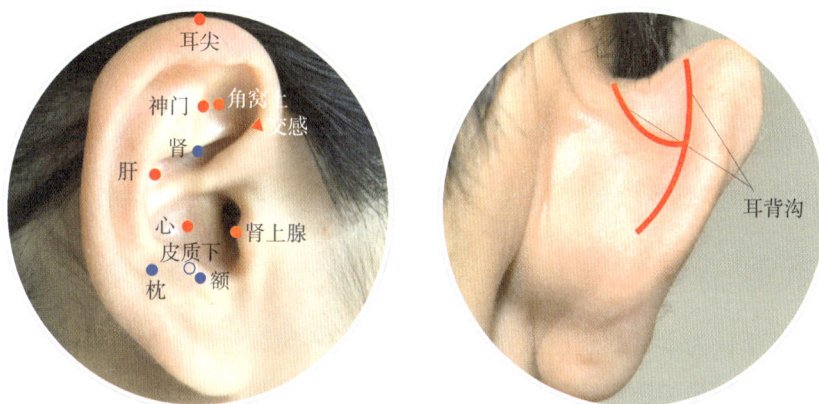

图 8-5　高血压耳穴定位示意图

操作

每次选取一侧耳穴 5~7 穴，用王不留行贴压，按压手法用对压法或直压强刺激手法，两耳交替，2~3 天一换。贴 10 次为一个疗程，疗程间休息 5~7 天。或可采用埋针法、毫针刺法，血压过高时还可在耳尖穴点刺放血，出血量以 10~20 滴为宜，但应需寻求专业针灸医师进行治疗。

冠心病

(概)(述)

冠心病是"冠状动脉粥样硬化性心脏病"的简称，是因冠状动脉发生了动脉粥样硬化病变而引起管腔狭窄或阻塞，造成心肌缺血、缺氧或坏死而导致的心脏病。其临床表现以心绞痛、心肌梗死、心律不齐、心力衰竭、心脏扩大为主，可伴有胸闷、心前区不适或疼痛、心悸、乏力等症状，不典型者可伴有恶心、呕吐等胃肠道症状，严重者可发热、汗出、惊恐，甚至发绀、血压下降、休克，甚则猝死。根据主要表现症状的不同，冠心病在中医可分属"心悸""胸痹""真心痛""心胃痛"等范畴。

耳穴疗法可改善心肌微循环，使心肌缺血、缺氧好转，减少心绞痛发作次数，减轻症状程度。部分患者可停止发作，达到临床治愈。但治疗时间长，一般需 3 个月以上。有些对药物治疗不敏感的患者，应用本疗法可以获得满意的疗效。据报道，耳针疗法缓解心绞痛的作用迅速，即时效果不亚于硝酸甘油制剂。但对于重症冠心病患者，宜用综合治疗措施，以药物治疗为主，以免延误病情。

(病)(因)(病)(机)

中医学认为本病的病位虽在心，但以肾气亏虚、肾阳不足为根本。肾阳虚衰，心阳不足导致血脉运行乏力，而发生缺血。另外还与七情、饮食、寒冷刺激等有关：情志郁结，气机不畅，气滞血瘀，心脉痹阻；膏粱厚味，损伤脾胃，津液化痰或化浊成脂，阻遏清阳上达心胸；寒邪凝滞，痹阻经络，均可导致胸痹心痛。故本病以心、脾、肾虚衰为本，气滞、血瘀、痰浊、寒凝为标。

治疗

○ **处方**（图8-6）

　　主穴：心、肾、小肠、交感、神门、皮质下。

　　配穴：痰湿者加肺、脾、胸；气滞者加肝、枕、内分泌。

　　心：在耳甲腔中心最凹陷处，即耳甲15区。

　　肾：在对耳轮下脚下方后部，即耳甲10区。

　　小肠：在耳轮脚及部分耳轮与AB线之间的中1/3处，即耳甲6区。

　　交感：在对耳轮下脚前端与耳轮内缘交界处，即对耳轮6区前端。

　　神门：在三角窝后1/3的上部，即三角窝4区。

　　皮质下：在对耳屏内侧面，即对耳屏4区。

　　肺：在心、气管区周围处，即耳甲14区。

　　脾：在BD线下方，耳甲腔的后上部，即耳甲13区。

　　胸：在对耳轮体前部中2/5处，即对耳轮10区。

　　肝：在耳甲艇的后下部，即耳甲12区。

　　枕：在对耳屏外侧面的后部，即对耳屏3区。

　　内分泌：在屏间切迹内，耳甲腔的底部，即耳甲18区。

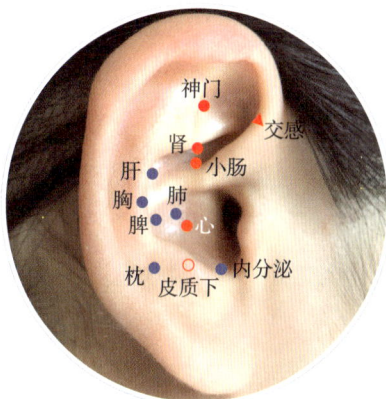

图 8-6　冠心病耳穴定位示意图

○ **操作**

　　取主穴和1~2个敏感配穴，用王不留行贴压，按压手法多以点压法或直压法为主，中、弱刺激强度。每次贴压一侧耳穴，双耳交替操作，2~3天一换。坚持每天自行按压3次以上，每穴1~3分钟，以出现酸胀感为宜。贴10次为一个疗程，休息5~7天，可继续下一个疗程的治疗。伴有心绞痛发作时，可双耳贴压，刺激手法不宜过强；或用毫针刺法，每次选 3~5 穴强刺激，留针 1 小时，隔日 1 次，但需寻求专业针灸医师进行治疗。

心脏神经官能症

概述

心脏神经官能症是神经官能症的一种特殊类型，是由于神经功能失调引起的心血管系统功能紊乱综合征。多以心血管系统症状为主要表现，或可兼有神经官能症的其他症状表现。其症状多种多样、时重时轻，虽多不严重，但严重者亦可影响劳动能力。常见症状有心悸、胸闷、气短、心前区疼痛、头晕、失眠、多梦等。一般认为，焦虑、激动、精神创伤等精神因素在本病的发病中起重要作用，劳累过度亦是常见的诱发原因。本病一般无器质性心脏病证据，但可与器质性心脏病同时存在或在其基础上而发生。大多发生于青壮年，以女性多见，尤其是更年期妇女。因临床表现的不同，在中医可分属"心悸""怔忡""胸痹""郁证""脏躁"等范畴。

耳针疗法可改善心脏的自主神经功能，特别是可使心脏的迷走神经和交感神经功能趋于正常而达到治疗目的。耳针疗法对无器质性改变的心脏神经官能症疗效较佳，对有器质性改变的心脏病亦有一定的疗效。

病因病机

本病的病位在心，病因可分为内因（正虚）和外因（邪实）两方面。内因多为心的气血阴阳亏虚；外因多因情志刺激导致七情过极。临床多见心气虚、心阳虚、心阴虚及肝郁气滞、气滞血瘀、胆郁痰扰、痰火扰心等多种证型。本病多为邪实正虚之证，主要由于痰、气、血的运行失常导致。

治疗

处方（图 8-7）

主穴： 神门、交感、皮质下、心、肝、脾、肾。

配穴： 头晕失眠者加枕、缘中；易焦虑激动者加内分泌。

神门： 在三角窝后 1/3 的上部，即三角窝 4 区。

交感： 在对耳轮下脚前端与耳轮内缘交界处，即对耳轮 6 区前端。

皮质下： 在对耳屏内侧面，即对耳屏 4 区。

心： 在耳甲腔中心最凹陷处，即耳甲 15 区。

肝： 在耳甲艇的后下部，即耳甲 12 区。

脾： 在 BD 线下方，耳甲腔的后上部，即耳甲 13 区。

肾： 在对耳轮下脚下方后部，即耳甲 10 区。

枕： 在对耳屏外侧面的后部，即对耳屏 3 区。

缘中： 在对耳屏游离缘上，对屏尖穴与轮屏切迹之中点处，即对耳屏 2、3、4 区交点处。

内分泌： 在屏间切迹内，耳甲腔的底部，即耳甲 18 区。

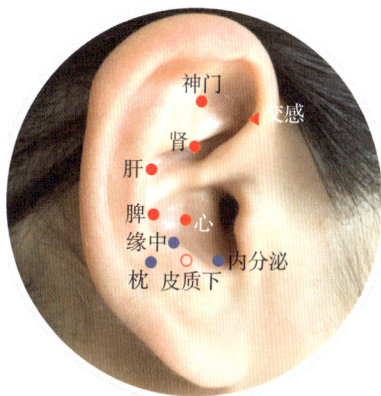

图 8-7 心脏神经官能症耳穴定位示意图

操作

每次选一侧耳穴 3~5 穴，用掀针埋藏或用王不留行贴压，每日自行按压 3 次，每穴按压 1~3 分钟，以出现酸胀感为宜。双耳交替进行，2~3 天一换。一般贴 10 次为一个疗程，休息 5~7 天可继续下一个疗程。亦可用毫针刺法，中等刺激，隔日一次，但需寻求专业针灸医师进行治疗。

第三节　消化系统疾病

食管炎

概述

食管炎又称食道炎，泛指食管黏膜组织由于受到刺激或损伤，发生水肿和充血而引发的炎症。可因胃酸、胆汁、烈酒、药物等化学性刺激，或烫的食物、饮料等物理性刺激，及长期放置鼻胃管或食管异物（如鱼刺）嵌顿等引起。另外，放化疗导致的食管局部受损，或患者本身抵抗力下降，亦可造成因结核杆菌、真菌（如念珠菌）或病毒感染而引发的食管炎。本病多以"烧心"、吞咽困难、疼痛及胸骨后疼痛为主要表现，或可伴有嗳腐吞酸、呃逆、呕吐等。因主要表现症状的不同，食管炎在中医可分属"噎膈""胃脘痛""痞证"等范畴。

耳针疗法可缓解食管炎的不适症状，坚持治疗，并可逐步改善食管炎的病理改变。

病因病机

中医学认为本病的病位主要在胃，基本病机为胃失和降、胃气上逆。可因饮食不节、烟酒过度、情志失调或外感六淫邪气等原因，导致肝胃郁热、痰气交阻等而发为此病。

治疗

处方（图8-8）

主穴：胃、食道、贲门、神门、皮质下、交感。

配穴：胃气上逆加三焦、大肠；肝气犯胃加肝、耳迷根。

胃：在耳轮脚消失处，即耳甲 4 区。

食道：在耳轮脚下方中 1/3 处，即耳甲 2 区。

贲门：在耳轮脚下方后 1/3 处，即耳甲 3 区。

神门：在三角窝后 1/3 的上部，即三角窝 4 区。

皮质下：在对耳屏内侧面，即对耳屏 4 区。

交感：在对耳轮下脚前端与耳轮内缘交界处，即对耳轮 6 区前端。

三焦：在外耳门后下，肺与内分泌之间，即耳甲 17 区。

大肠：在耳轮脚及部分耳轮与 AB 线之间的前 1/3 处，即耳甲 7 区。

肝：在耳甲艇的后下部，即耳甲 12 区。

耳迷根：在耳轮脚沟的耳根处。

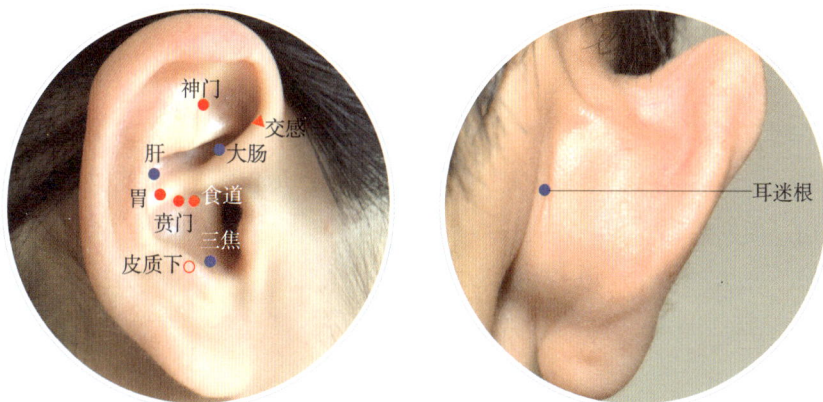

图 8-8　食管炎耳穴定位示意图

操作

取一侧主穴和随症配 1~2 穴，用王不留行贴压，按压手法以对压或直压法为主，两耳交替，2~3 日一换，一般 4 周为一个疗程。

急性胃肠炎

概述

急性胃肠炎是胃肠黏膜的急性炎症，临床表现主要为恶心、呕吐、腹痛、腹泻、发热等。常发生于夏秋两季，起病急骤。急性胃肠炎引起的轻型腹泻者，一般预后良好；吐泻症状较重者，可致脱水及电解质紊乱、酸中毒；严重者，可出现高热及精神、意识障碍。本病在中医学中可分属"呕吐""泄泻""霍乱"的范畴。

耳针疗法可以迅速地除腹痛、止吐泻，以缓解症状。但在症状消失后，需继续治疗两日，以巩固疗效。若伴有脱水现象，应采用补液治疗，以纠正水、电解质紊乱及酸碱平衡失调。

病因病机

本病的病位分属胃或小肠。病因多为饮食不节（洁），暴饮暴食，加之感受寒湿或因热贪凉，重湿内蕴，以致胃肠运化功能失调，小肠泌别清浊功能失司，而发为呕吐、泄泻之证。根据疾病主要表现的不同，中医可将其分为寒湿、湿热、肝脾不和、积滞等不同证型。

治疗

处方（图8-9）

主穴：胃、大肠、小肠、脾、交感、神门。

配穴：湿热较重者加耳尖、皮质下；寒湿较重者加直肠、贲门；肝脾不和者加肝。

胃：在耳轮脚消失处，即耳甲 4 区。

大肠：在耳轮脚及部分耳轮与 AB 线之间的前 1/3 处，即耳甲 7 区。

小肠：在耳轮脚及部分耳轮与 AB 线之间的中 1/3 处，即耳甲 6 区。

脾：在 BD 线下方，耳甲腔的后上部，即耳甲 13 区。

交感：在对耳轮下脚前端与耳轮内缘交界处，即对耳轮 6 区前端。

神门：在三角窝后 1/3 的上部，即三角窝 4 区。

耳尖：在耳廓向前对折的上部尖端处，即耳轮 6、7 区交界处。

皮质下：在对耳屏内侧面，即对耳屏 4 区。

直肠：在耳轮脚棘前上方的耳轮处，即耳轮 2 区。

贲门：在耳轮脚下方后 1/3 处，即耳甲 3 区。

肝：在耳甲艇的后下部，即耳甲 12 区。

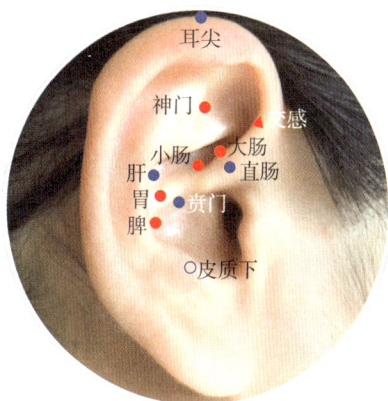

图 8-9　急性肠胃炎耳穴定位示意图

○ 操作

（1）取主穴及随证选取 2~3 个配穴，用王不留行贴压，采用对压或直压手法。病情轻者可取一侧耳穴，1~2 日一换，双耳交替进行；病情较重者可双耳同取，强刺激手法，亦可配合耳尖放血，隔日 1 次。

（2）耳尖放血法：操作前应按摩耳廓使其充血，严格消毒放血部位，术者一手捏住耳尖部，另一手用放血针迅速向耳尖刺进 0.1~0.2cm，挤出鲜血 5~10 滴，术后用无菌干棉签按压，不应按揉，以防皮下出血。一般双耳取穴。

慢性胃炎

概述

慢性胃炎是胃黏膜的慢性炎症，是一种常见的多发病，其发病率在各种胃病中居于首位，且随着年龄的增长，发病率在逐步上升。慢性胃炎主要包括浅表性胃炎、肥厚性胃炎、萎缩性胃炎、糜烂性胃炎四种。在临床上一般无特异性症状，主要表现为上腹胀满、隐隐作痛，或可伴有反酸、嗳气、恶心、呕吐、食欲不振等症状。慢性萎缩性胃炎还可伴有疲乏、消瘦、贫血等全身症状；而慢性肥厚性胃炎则可能会合并有上消化道出血。根据主要表现症状的不同，本病在中医学中可分属"反酸""嘈杂""胃脘痛""痞满""纳呆"等范畴。

耳针疗法可以调节胃黏膜功能，帮助胃肠运化，以达到缓解不适症状的效果。由于慢性胃炎一般病程较长，应用耳针疗法，需要经过较长时间的治疗，才能巩固疗效、防止症状复发。耳针治疗的同时应注意清除慢性胃炎的各种不利因素，病情较重者建议积极寻求综合治疗。

病因病机

中医认为本病的病位在胃，与肝、脾等脏密切相关。多因饮食不节、情志不遂、劳逸失调，导致脾不健运、胃失和降而发为本病。由于慢性胃炎多病程较长，久病多耗气伤阴，故其多为虚证或虚实夹杂证，久治不愈可致脾胃日渐虚弱，甚则损及肝肾。

治疗

处方（图 8-10）

主穴：胃、脾、神门、交感、皮质下。

配穴：消化功能薄弱者加胰胆、内分泌；肝脾不和者加肝、艇中、三焦。

胃：在耳轮脚消失处，即耳甲 4 区。

脾：在 BD 线下方，耳甲腔的后上部，即耳甲 13 区。

神门：在三角窝后 1/3 的上部，即三角窝 4 区。

交感：在对耳轮下脚前端与耳轮内缘交界处，即对耳轮 6 区前端。

皮质下：在对耳屏内侧面，即对耳屏 4 区。

胰胆：在耳甲艇的后上部，即耳甲 11 区。

内分泌：在屏间切迹内，耳甲腔的底部，即耳甲 18 区。

肝：在耳甲艇的后下部，即耳甲 12 区。

艇中：在小肠区与肾区之间，即耳甲 6、10 区交界处。

三焦：在外耳门后下，肺与内分泌之间，即耳甲 17 区。

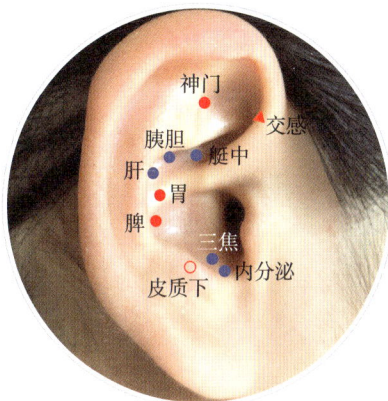

图 8-10 慢性胃炎耳穴定位示意图

操作

取一侧主穴并随证选取配穴，贴压王不留行，采用点压或按摩手法弱刺激。每隔 2~3 日换取对侧，两耳交替，坚持每天自行按压 3~4 次，每穴按压 1~3 分钟，以出现酸胀感为宜。贴 10 次为一个疗程，可休息 5~7 天后，继续下一个疗程。

肠易激综合征

概述

肠易激综合征（IBS）是一种常见的肠道功能紊乱性疾病，可持续或间歇发作。临床多以腹胀、腹痛（排便后减轻），或经常便秘或腹泻，或便秘与腹泻交替出现为主要表现，同时可伴有纳呆、呕恶、焦虑、失眠等消化不良和自主神经功能紊乱等症状。一般可分为腹泻型、便秘型、腹泻与便秘交替型三种。

IBS 是一种肠道的功能性疾病，目前发病机制尚不十分清楚。其诊断多是在排除器质性病变的基础上，以症状为依据。在中医学中，根据主要表现症状的不同，本病可分属"泄泻""腹痛""便秘"等范畴。

耳针疗法具有调整肠道的蠕动、分泌与吸收，改善肠道菌群失调的功能，因而可以缓解肠易激综合征患者的不适症状。

病因病机

　　中医认为本病的病位主要在大肠，并与肝、脾、胃等脏腑密切相关。多以情志不调、饮食失宜、气候变化为发病诱因，或由此复发或加重。中医将本病分为肝郁气滞、肝脾不和、脾胃虚弱、脾肾阳虚、瘀阻肠络、大肠燥热、大肠湿热及寒热错杂等多种证型。

治疗

处方（图 8-11）

　　主穴：大肠、肺、脾、神门、交感、皮质下。

　　配穴：肝郁气滞、肝脾不和者加肝；脾胃虚弱、脾肾阳虚者加胃、肾。

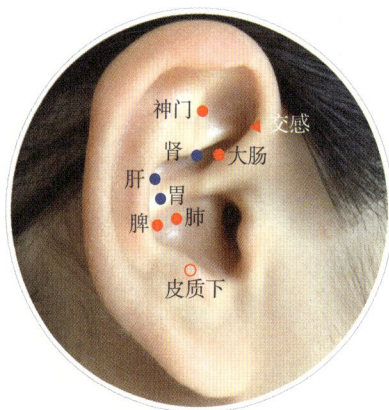

图 8-11　肠易激综合征耳穴定位示意图

　　大肠：在耳轮脚及部分耳轮与 AB 线之间的前 1/3 处，即耳甲 7 区。

　　肺：在心、气管区周围处，即耳甲 14 区。

　　脾：在 BD 线下方，耳甲腔的后上部，即耳甲 13 区。

　　神门：在三角窝后 1/3 的上部，即三角窝 4 区。

　　交感：在对耳轮下脚前端与耳轮内缘交界处，即对耳轮 6 区前端。

　　皮质下：在对耳屏内侧面，即对耳屏 4 区。

　　肝：在耳甲艇的后下部，即耳甲 12 区。

胃：在耳轮脚消失处，即耳甲 4 区。
肾：在对耳轮下脚下方后部，即耳甲 10 区。

◯ 操作

取一侧主穴并随证选取配穴，贴压王不留行，采用点压手法刺激。每隔 4 日换取对侧，两耳交替，坚持每天自行按压 5~6 次，每穴按压 1~2 分钟，以出现酸胀或胀痛感为宜。贴 10 次为一个疗程，可休息 5~7 天后，继续下一个疗程。

慢性肠炎

概述

慢性肠炎主要包括非特异性溃疡性结肠炎和局限性肠炎。其病程一般较长，多在两个月以上。临床表现为长期慢性或反复发作的消化不良、腹痛、腹泻、肠鸣，或腹泻与便秘交替出现。腹泻重者可出现水样便或黏液脓血便，且可随个人体质、季节地域的不同，而有不同的兼夹表现，如果炎症累及直肠，则排便后可出现里急后重感。目前，大多数西医学学者认为本病的发生与自身免疫机制、遗传因素相关，而感染、过敏、精神刺激等因素为本病的诱发因素。根据主要症状的不同，本病在中医中可分属"腹痛""泄泻"等范畴。

耳针疗法治疗慢性肠炎，止痛、止泻疗效显著。坚持治疗，可调理肠道运化功能，减少炎症渗出。但若因频繁腹泻而出现脱水现象者，应及时配合补液等方法综合治疗。

病因病机

中医学认为本病的病位主要在脾、胃和大、小肠，与肝、肾关系密切。本病发病初期以实证为主，多由于感受外邪、情志刺激、饮食不节或禀赋不足，导致腹部脏腑气机阻滞或经脉失养而出现腹痛，大肠的传导功能和小肠的泌别清浊功能失司而出现泄泻。

由于本病的病程较长，病久多伤正气，常多导致脾虚，而脾虚则生湿邪；或久病及肾，而致脾肾阳虚，出现五更泄泻等症。故本病多为虚实夹杂证，以脾肾亏虚为本；寒湿、湿热、气滞、食积、瘀热等为标。辨证为脾胃虚弱、脾肾阳虚、肝脾不和、瘀阻肠络等证型。

治疗

处方（图 8-12）

主穴：大肠、小肠、脾、胃。

配穴：脾胃虚弱者加肺、腹；肝脾不和者加交感、皮质下；湿热偏重者加耳尖。

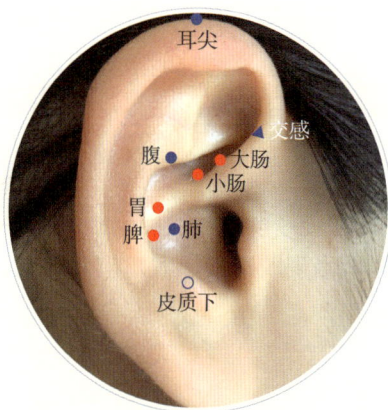

图 8-12　慢性肠炎耳穴定位示意图

大肠：在耳轮脚及部分耳轮与 AB 线之间的前 1/3 处，即耳甲 7 区。

小肠：在耳轮脚及部分耳轮与 AB 线之间的中 1/3 处，即耳甲 6 区。

脾：在 BD 线下方，耳甲腔的后上部，即耳甲 13 区。

胃：在耳轮脚消失处，即耳甲 4 区。

肺：在心、气管区周围处，即耳甲 14 区。

腹：在对耳轮体前部上 2/5 处，即对耳轮 8 区。

交感：在对耳轮下脚前端与耳轮内缘交界处，即对耳轮 6 区前端。

皮质下：在对耳屏内侧面，即对耳屏 4 区。

耳尖：在耳廓向前对折的上部尖端处，即耳轮 6、7 区交界处。

○ 操作

（1）取一侧主穴并随证选取配穴，贴压王不留行，采用点压或直压手法中等刺激。每隔 2~3 日换取对侧，两耳交替，坚持每天自行按压 3~4 次，每穴按压 1~3 分钟，以出现酸胀感为宜。贴 10 次为一个疗程，可休息 5~7 天后，继续下一个疗程。或可用毫针刺法中等刺激，或用掀针埋藏法；若慢性肠炎急性发作，可选用耳尖穴点刺出血以清热凉血，但需寻求专业针灸医师进行操作。

（2）耳尖放血法：操作前应按摩耳廓使其充血，严格消毒放血部位，术者一手捏住耳尖部，另一手用放血针迅速向耳尖刺进 0.1~0.2cm，挤出鲜血 5~10 滴，术后用无菌干棉签按压，不应按揉，以防皮下出血。一般双耳取穴，2~3 天 1 次。

肠麻痹

(概)(述)

肠麻痹主要指麻痹性肠梗阻（又称无动力性肠麻痹），是指由于各种原因导致的肠道自主神经功能紊乱，使肠道局部的神经传导受到影响，造成肠道平滑肌出现不同程度的麻痹，从而出现肠管蠕动的减弱或消失，不能将肠内容物向前推进的症状。主要表现为全腹的明显胀满、排气排便消失、呕吐胃内容物，常伴呼吸困难（坐位更甚）、口渴、少尿等症状。中医学中，肠梗阻属于"肠结"范畴，又可根据主要表现症状的不同，分属"腹胀""关格"等。

运用耳针治疗肠麻痹一般具有较好的疗效，可改善肠蠕动功能，促进胃肠道的消化吸收，可迅速缓解腹胀，以帮助排气排便。肠麻痹属于外科急腹症，可导致严重的水电解质紊乱。因而不可仅凭单一的耳针疗法治疗，须及时配合补液等其他方法综合治疗。

(病)(因)(病)(机)

中医学认为本病的病位主要在大肠，多由于饮食不节、肠热伤津、血行不畅，久之瘀结所致，基本病机为肠管气机痞满、腑气不通，久之大肠失去蠕动能力而发为本病。

治疗

处方（图 8-13）

主穴：脾、腹、大肠、小肠。

配穴：腑气不通，尿少者加胃、膀胱；血行不畅，久之瘀结者加神门、枕、交感。

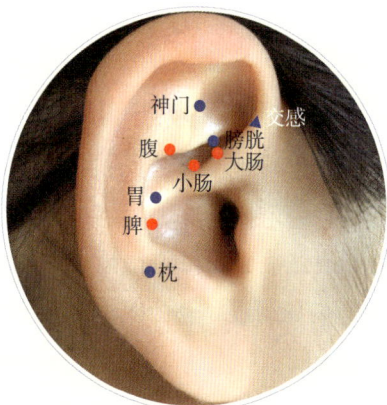

图 8-13 肠麻痹耳穴定位示意图

脾：在 BD 线下方，耳甲腔的后上部，即耳甲 13 区。

腹：在对耳轮体前部上 2/5 处，即对耳轮 8 区。

大肠：在耳轮脚及部分耳轮与 AB 线之间的前 1/3 处，即耳甲 7 区。

小肠：在耳轮脚及部分耳轮与 AB 线之间的中 1/3 处，即耳甲 6 区。

胃：在耳轮脚消失处，即耳甲 4 区。

膀胱：在对耳轮下脚下方中部，即耳甲 9 区。

神门：在三角窝后 1/3 的上部，即三角窝 4 区。

枕：在对耳屏外侧面的后部，即对耳屏 3 区。

交感：在对耳轮下脚前端与耳轮内缘交界处，即对耳轮 6 区前端。

操作

取一侧主穴及敏感配穴，用毫针刺法，予强刺激，每10分钟捻转一次，留针20分钟。症状缓解后改用王不留行贴压，每天自行按压多次，每穴按压半分钟至1分钟，采用直压手法或对压手法强刺激。每隔1日换取对侧，两耳交替进行，直至症状完全消失。

胆囊炎

概述

胆囊炎根据其发病经过和临床表现，可分为急性和慢性两种，多由各种原因的感染或合并有胆石梗阻造成的继发感染而发病。急性胆囊炎的典型临床表现为右上腹阵发性绞痛，常突然发作，程度剧烈，且疼痛可放射至右肩部或右肩胛骨下角等处，常伴有厌食油腻、恶心呕吐、口苦纳呆等症状，严重者可伴有发热、黄疸及墨菲斯征阳性等。慢性胆囊炎多由于急性胆囊炎反复发作迁延不愈而成，其缓解期可有持续性右上腹隐痛或不适感，餐后上腹胀满、嗳气等症，每因进食油腻后加重；其发作期症状多与急性胆囊炎相同。本病在中医学中可归属于"胆胀""胁痛"等范畴。

运用耳针疗法治疗胆囊炎，可迅速缓解胁痛等症状，但对于改善胆囊炎在影像诊断中的征象需要1~2个月的时间。对于急性胆囊炎有合并症的患者，应及时综合治疗；慢性胆囊炎患者运用耳针疗法治疗，症状完全消失后，仍需坚持治疗一段时间，以巩固疗效。

病因病机

中医学认为本病的病位在肝胆，可因饮食不节、恣食油腻，或起居不慎、寒湿不适，或精神抑郁、情志不遂等原因造成，基本病机为肝胆湿热瘀阻、气机不畅。

治疗

处方（图 8-14）

主穴：耳背肝、胰胆、肝、耳迷根、艇中、交感。

配穴：急性胆囊炎可加口、肾上腺、耳尖；慢性胆囊炎可配胸、胃、内分泌、皮质下、三焦。

耳背肝：耳背中外部，即耳背 4 区。

胰胆：在耳甲艇的后上部，即耳甲 11 区。

肝：在耳甲艇的后下部，即耳甲 12 区。

耳迷根：在耳轮脚沟的耳根处。

艇中：在小肠区与肾区之间，即耳甲 6、10 区交界处。

交感：在对耳轮下脚前端与耳轮内缘交界处，即对耳轮 6 区前端。

口：在耳轮脚下方前 1/3 处，即耳甲 1 区。

肾上腺：在耳屏游离缘下部尖端，即耳屏 2 区后缘处。

耳尖：在耳廓向前对折的上部尖端处，即耳轮 6、7 区交界处。

胸：在对耳轮体前部中 2/5 处，即对耳轮 10 区。

胃：在耳轮脚消失处，即耳甲 4 区。

内分泌：在屏间切迹内，耳甲腔的底部，即耳甲 18 区。

皮质下：在对耳屏内侧面，即对耳屏 4 区。

三焦：在外耳门后下，肺与内分泌之间，即耳甲 17 区。

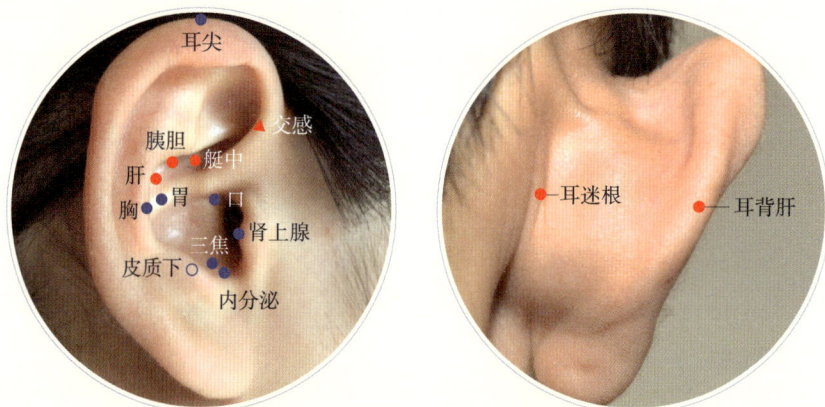

图 8-14 胆囊炎耳穴定位示意图

○ 操作

（1）取一侧主穴及随证选取相应敏感配穴。采用王不留行贴压，急性胆囊炎需用强刺激的对压手法，慢性胆囊炎可用点压法或按摩法轻刺激，均以出现酸胀感为宜。急性胆囊炎坚持每日自行按压多次，慢性胆囊炎每日按压次数亦不能少于 3 次，每次按压 1~3 分钟。隔 3 日换取对侧，两耳交替进行。急性胆囊炎或可选用毫针刺法，强刺激，留针 30 分钟；伴有发热者，可选耳尖穴点刺出血。慢性胆囊炎患者贴 10 次为一个疗程，可休息 5~7 天后，继续下一个疗程。

（2）耳尖放血法：操作前应按摩耳廓使其充血，严格消毒放血部位，术者一手捏住耳尖部，另一手用放血针迅速向耳尖刺进 0.1~0.2cm，挤出鲜血 10~20 滴，术后用无菌干棉签按压，不应按揉，以防皮下出血。一般双耳取穴。

胆结石

概述

胆结石指胆管或胆囊内形成结石的疾病，其结石多为胆固醇结石或以胆固醇为主的混合性结石和黑色胆色素结石，呈块状或泥沙样。目前多认为本病的发生与饮食习惯相关。胆结石与胆囊炎常互为原因而同时并存，其症状也与急慢性胆囊炎相似，典型表现为右上腹阵发性剧烈绞痛（胆绞痛），可向右肩及右背部放射，伴恶心呕吐，症状轻者或可仅有上腹隐痛等症状。本病在中医学中归属于"胆胀""胆石症"范畴。

耳针疗法对于胆结石具有较好的排石效果，尤其对于直径在 1cm 以内或"泥沙样"结石及术后残余结石效果较好，若配合体针、中药等治疗，可提高疗效；对于胆囊内结石较大或充满多个较小结石，或胆总管狭窄，或由于各种原因影响胆囊收缩功能者，不宜采用耳针疗法治疗，建议寻求西医手术治疗。

病因病机

中医学认为本病的病位主要在肝胆，多因恣食油腻、饮食不节，或起居不慎、寒湿不适，或精神抑郁、情志损伤等原因造成肝胆的调节与疏泄功能失常而发。其基本病机为肝胆湿热瘀阻、气机不畅，久则湿热煎熬胆汁成石。

治疗

处方（图 8-15）

主穴：胰胆、肝、内分泌、皮质下、耳迷根。

配穴：饮食不振者加脾、胃、十二指肠；肝胆湿热者加艇中、三焦、耳背肝、耳背脾。

胰胆：在耳甲艇的后上部，即耳甲 11 区。

肝：在耳甲艇的后下部，即耳甲 12 区。

内分泌：在屏间切迹内，耳甲腔的底部，即耳甲 18 区。

皮质下：在对耳屏内侧面，即对耳屏 4 区。

耳迷根：在耳轮脚沟的耳根处。

脾：在 BD 线下方，耳甲腔的后上部，即耳甲 13 区。

胃：在耳轮脚消失处，即耳甲 4 区。

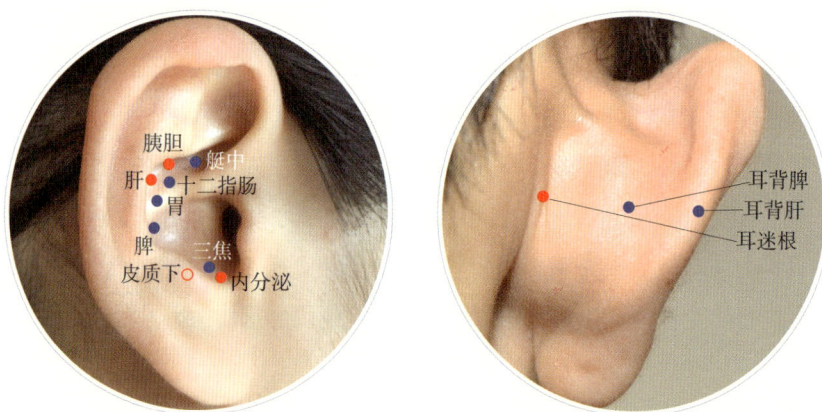

图 8-15　胆结石耳穴定位示意图

十二指肠：在耳轮脚及部分耳轮与 AB 线之间的后 1/3 处，即耳甲 5 区。

艇中：在小肠区与肾区之间，即耳甲 6、10 区交界处。

三焦：在外耳门后下，肺与内分泌之间，即耳甲 17 区。

耳背肝：耳背中外部，即耳背 4 区。

耳背脾：耳背中央部，即耳背 3 区。

操作

取一侧主穴及随证选取相应配穴，用王不留行贴压，采用直压手法或对压手法中强刺激。坚持每日自行按压多次，每穴按压半分钟至 1 分钟。每隔 2~3 日换取对侧，两耳交替进行，贴 10 次为一个疗程。或可采用毫针刺法，行针时若令局部产生热、麻、重、胀感则效果较好，但需寻求专业针灸医师进行治疗。

习惯性便秘

概述

便秘根据病因，可分为器质性和功能性两种。其中功能性便秘，又称习惯性便秘，多见于老年人，是指长期的、慢性便秘。主要表现为大便干燥、排出困难，排便周期或时间延长，或虽有便意而排便艰涩不畅；严重者可伴有腹胀、恶心、纳呆、疲劳、头痛、眩晕、心悸、失眠等症。西医学认为本病常由不良的饮食、生活习惯，不规律的排便习惯及精神紧张等因素造成。中医学古代文献中的"脾约""大便难"等均指便秘。

运用耳针疗法治疗习惯性便秘，不仅可以避免由于长期服药而产生的药物依赖，而且具有较好的疗效。耳针疗法可缓解胃肠道平滑肌的运动障碍，有助于肠蠕动的增强，可使肠道内的糟粕加速排出体外。在便秘症状缓解后，应继续坚持治疗一段时间，以巩固疗效。

病因病机

中医学认为本病的病位在大肠，并与脾、胃、肺、肝、肾等脏腑功能密切相关。可由于饮食不节、久坐少动、情志失调、年老体虚、久病体弱等多种原因，导致脾胃不能健运、大肠传导功能失常，使肠腑壅塞不通或失于濡润，而致糟粕内停发为本病。辨证分型主要为热秘、气秘、冷秘、虚秘四型，病性分为虚、实两种。

治疗

处方（图8-16）

主穴：大肠、肺、直肠、三焦、脾、皮质下。

配穴：津液亏损者加肾、内分泌；腑壅塞不通者加腹、小肠。

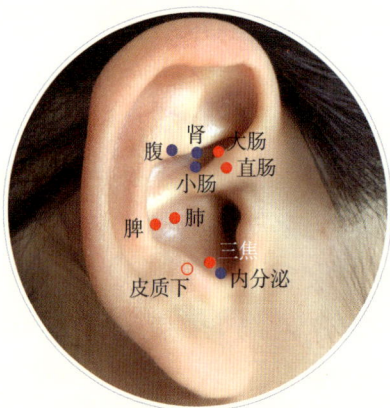

图 8-16　习惯性便秘耳穴定位示意图

大肠：在耳轮脚及部分耳轮与 AB 线之间的前 1/3 处，即耳甲 7 区。

肺：在心、气管区周围处，即耳甲 14 区。

直肠：在耳轮脚棘前上方的耳轮处，即耳轮 2 区。

三焦：在外耳门后下，肺与内分泌之间，即耳甲 17 区。

脾：在 BD 线下方，耳甲腔的后上部，即耳甲 13 区。

皮质下：在对耳屏内侧面，即对耳屏 4 区。

肾：在对耳轮下脚下方后部，即耳甲 10 区。

内分泌：在屏间切迹内，耳甲腔的底部，即耳甲 18 区。

腹：在对耳轮体前部上 2/5 处，即对耳轮 8 区。

小肠：在耳轮脚及部分耳轮与 AB 线之间的中 1/3 处，即耳甲 6 区。

操作

取一侧主穴及随证选取相应配穴，用王不留行贴压，实证便秘以直压手法或对压手法强刺激，虚证便秘采用点压或按摩手法轻柔刺激。坚持每日自行按压不少于 3 次，每穴按压 1~3 分钟，以出现酸胀感为宜。每隔 2~3 日换取对侧，两耳交替进行，贴 5 次为一个疗程，休息 5~7 天后，可继续下一个疗程。若于每日排便前按压 2~3 分钟，可有助于排便。或可采用毫针刺法中强度刺激，或埋针法，但均需寻求专业针灸医师治疗。

呃　逆

概述

呃逆，俗称"打嗝"，西医学称为"膈肌痉挛"，是由于多种原因导致膈神经受到刺激，而引起的间歇性的、不自主的痉挛性收缩的一种临床症状。轻者发作持续数分钟至数小时后，症状自行消失；严重者可昼夜不停；也有间歇发作迁延数日至数月不愈者。本症虽然普通，但一旦发作，频频不止，严重影响患者说话、咀嚼、睡眠等日常生活，令人叫苦不迭。中医学称呃逆为"哕""哕逆"。

运用耳针疗法治疗呃逆疗效颇好，轻者一般在治疗 1~2 次后，呃逆即可停止或明显缓解；但对于反复发作的慢性、顽固性呃逆，应积极查明病因，并治疗原发病。

病因病机

中医学认为本病病位在膈，病变脏腑在胃，并与肝、脾、肺、肾等脏腑有关。可由饮食不当、情志不畅、正气亏虚等原因造成。其基本病因是气机逆乱，凡上、中、下三焦诸脏腑气机上逆或冲气上逆均可导致呃逆，但最根本的病机为胃气上逆动膈。根据病性，可分为虚实两类，实者多因寒、热、食积、气滞，而致气逆火郁；虚证可有脾肾阳虚与胃阴不足之别。

治疗

◎ 处方（图8-17）

主穴：胃、贲门、耳中。

配穴：脾胃不和者加脾；肝郁犯胃者加肝、皮质下。

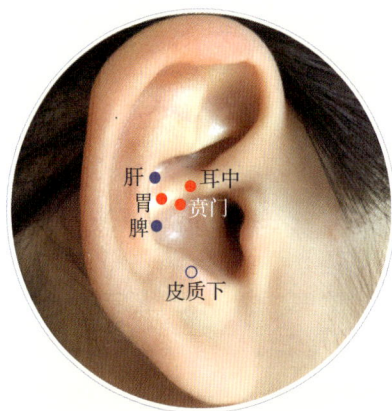

图 8-17　呃逆耳穴定位示意图

胃：在耳轮脚消失处，即耳甲4区。

贲门：在耳轮脚下方后1/3处，即耳甲3区。

耳中：在耳轮脚处，即耳轮1区。

脾：在BD线下方，耳甲腔的后上部，即耳甲13区。

肝：在耳甲艇的后下部，即耳甲12区。

皮质下：在对耳屏内侧面，即对耳屏4区。

◎ 操作

取主穴及随证选取相应配穴，用王不留行贴压，可取一侧耳穴，每隔3~4日换取对侧，两耳交替进行；严重者亦可双侧耳穴同取。运用对压手法或直压手法强刺激，体弱病虚者手法宜轻。急性发作者，可持续按压数分钟至症状消失。慢性持续性发作者，坚持每天自行按压3~4次，以出现酸胀感为宜。贴10次为一个疗程，休息5~7天，可继续下一个疗程。或可采用毫针刺法、埋针法，但均需寻求专业针灸医师治疗。

第四节　泌尿、生殖系统疾病

泌尿系统结石

概述

泌尿系统结石可因结石存在的部位不同而分为肾结石、输尿管结石、膀胱结石和尿道结石等，尤以肾结石和膀胱结石较为常见。泌尿系统结石的临床表现与结石所在的部位、大小、形状及患者的活动情况有着极为密切的关系。典型表现为腰痛、肾绞痛和血尿。其中肾结石主要表现为腰痛和血尿；输尿管结石表现为肾绞痛和血尿；膀胱结石可发生排尿疼痛、困难或小便时尿液突然中断的现象；尿路结石则表现为排尿困难、尿潴留。一般此病发作前患者可无任何感觉，因剧烈运动、劳动或长途乘车等，突然出现一侧腰部剧烈绞痛，并向下腹、会阴部或同侧大腿内侧放射，严重者可伴面色苍白、恶心、呕吐、冷汗，甚至晕厥。本病在中医学中可根据表现症状的不同归属于"石淋""砂淋""血淋"等范畴。

运用耳针疗法治疗泌尿系结石，具有良好的止痛及排石效果。特别是在急性期，疼痛较甚时，强刺激相应耳穴可迅速止痛。但是对于结石过大（直径超过 0.7cm）或结石形状为多角形者，其治疗效果不佳，需配合手术或其他碎石方法治疗。

病因病机

中医学认为本病病位在肾、膀胱，并与肝、脾、三焦有关。由于饮食肥甘辛辣、情志抑郁不畅、肾气亏虚等，导致湿热蕴结下焦、膀胱气化不利，煎熬尿液而成结石。基本病机为结石内阻、气机不畅，水道不通。

治疗

处方（图 8-18）

主穴：肾、输尿管、膀胱、尿道、皮质下、三焦。

配穴：腹痛较甚者加腹、艇中。

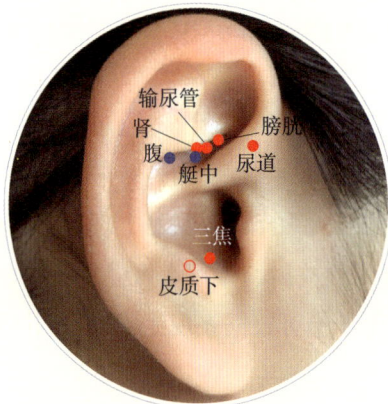

图 8-18　泌尿系统结石耳穴定位示意图

肾：在对耳轮下脚下方后部，即耳甲 10 区。

输尿管：在肾区与膀胱区之间，即耳甲 9、10 区交界处。

膀胱：在对耳轮下脚下方中部，即耳甲 9 区。

尿道：在直肠上方的耳轮处，即耳轮 3 区。

皮质下：在对耳屏内侧面，即对耳屏 4 区。

三焦：在外耳门后下，肺与内分泌之间，即耳甲 17 区。

腹：在对耳轮体前部上 2/5 处，即对耳轮 8 区。

艇中：在小肠区与肾区之间，即耳甲 6、10 区交界处。

操作

以结石的发生位置选取主穴及相应配穴，采用王不留行贴压，手法以直压法和对压法为主，急性期疼痛剧烈时应强刺激。每次贴压一侧耳穴，隔日 1 次，两耳交替。贴 10 次为一个疗程，间隔 3~5 日，可开始下一个疗程。或可采用毫针刺法，但需寻求专业针灸医师进行治疗。

尿失禁

概述

尿失禁是指在清醒状态下，小便不能控制而不自主的流出。本病按照症状，可分为充溢性尿失禁、无阻力性尿失禁、反射性尿失禁、急迫性尿失禁和压力性尿失禁五类，其中尤以充溢性尿失禁和压力性尿失禁多见。充溢性尿失禁多发于膀胱收缩无力的神经源性膀胱患者，一般多见于脑血管病后遗症及糖尿病者；而压力性尿失禁表现为在发生咳嗽、喷嚏、大笑、突然改变体位或提举重物等任何增加腹压的动作时，都会有尿液漏出，其主要是由于骨盆肌肉韧带松弛、内源性尿道括约肌乏力导致，多见于中老年女性（尤以有生育史的女性为多）。本病在中医学中属于"小便不禁"范畴。

耳针疗法对于尿失禁有较好的疗效，可改善其症状，但对于脑血管病或脊髓损伤等器质性损害造成的尿失禁，应主要以治疗器质性原发疾病为主。

病因病机

中医学认为本病病位在膀胱，与肾、脾、肺关系密切。其病因可与年老肾亏、禀赋不足、病后体虚、情志刺激、跌仆损伤等因素相关。基本病机为中气下陷、下元不固，肾气亏虚、膀胱失约。

治疗

处方（图 8-19）

主穴：膀胱、尿道、肾。

配穴：气虚下陷者加肺、脾、缘中。

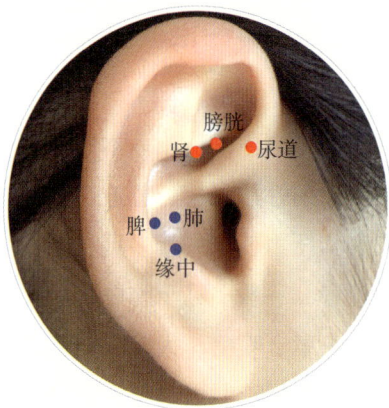

膀胱：在对耳轮下脚下方中部，即耳甲9区。

尿道：在直肠上方的耳轮处，即耳轮3区。

肾：在对耳轮下脚下方后部，即耳甲10区。

肺：在心、气管区周围处，即耳甲14区。

脾：在BD线下方，耳甲腔的后上部，即耳甲13区。

缘中：在对耳屏游离缘上，对屏尖穴与轮屏切迹之中点处，即对耳屏2、3、4区交点处。

图 8-19　尿失禁耳穴定位示意图

操作

取一侧主穴及随证选取相应配穴，用王不留行贴压，手法采用点压法或按摩法轻刺激，坚持每日自行按压多次，每穴按压1~3分钟，以出现酸胀感为宜。每隔2~3日换取对侧，两耳交替，贴10次为一个疗程，休息5~7天后，可继续下一个疗程。或可采用毫针刺法、埋针法，但需寻求专业针灸医师治疗。

膀胱炎

概述

膀胱炎是发生在膀胱壁的急、慢性炎症。临床表现为尿频、尿急、尿痛等膀胱刺激征，甚至可有急迫性尿失禁，严重者可出现血尿、脓尿。急性膀胱炎常发病突然，小便量少，排尿不爽，色黄混浊，尿路灼热刺痛，小腹坠胀疼痛或腰痛，可伴有恶寒发热；慢性膀胱炎可不伴有高热，其余症状同急性膀胱炎，症状可持续数周或间歇性发作，多出现腰腹部及膀胱会阴区不适或隐痛，致患者逐渐消瘦、乏力。此病女性较男性多发，属于中医学"淋证"范畴。

耳针疗法可迅速缓解膀胱炎的各种不适症状。但若感染严重者，则有并发肾功能受损的可能，此时切不可仅凭耳针疗法治疗，而应及时采取综合疗法治疗。

病因病机

中医学认为本病的病位在膀胱，并与肾、肝、脾关系密切。其基本病机是湿热蕴于下焦，膀胱气化不利。可由外感湿热之邪、脾虚生湿郁热、肾气亏虚等原因导致。病初多为实证，若迁延不愈转为慢性者，病性多由实转虚，而见虚实夹杂证。

治疗

处方（图 8-20）

主穴：膀胱、肾、尿道、缘中。

配穴：迁延不愈者加皮质下、内分泌、肾上腺。

膀胱：在对耳轮下脚下方中部，即耳甲 9 区。

肾：在对耳轮下脚下方后部，即耳甲 10 区。

尿道：在直肠上方的耳轮处，即耳轮 3 区。

缘中：在对耳屏游离缘上，对屏尖穴与轮屏切迹之中点处，即对耳屏 2、3、4 区交点处。

皮质下：在对耳屏内侧面，即对耳屏 4 区。

内分泌：在屏间切迹内，耳甲腔的底部，即耳甲 18 区。

肾上腺：在耳屏游离缘下部尖端，即耳屏 2 区后缘处。

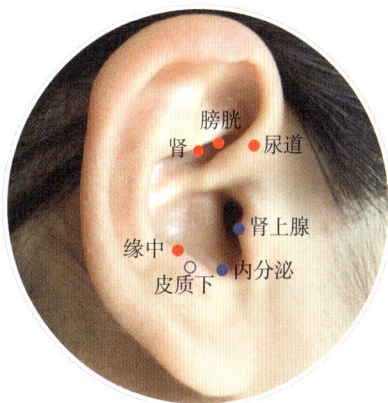

图 8-20 膀胱炎耳穴定位示意图

✿ **操作**

取一侧主穴及 1~2 个相应配穴，用王不留行贴压，手法以点压法或按揉法为主，由轻到重，坚持每日自行按压多次，每穴按压半分钟至 1 分钟，以出现热胀感或胀痛感为宜。每隔 2~3 日换取对侧，两耳交替，贴 5 次为一个疗程。或可采用毫针刺法，留针 20~30 分钟，但需寻求专业针灸医师治疗。

第五节　精神、神经系统疾病

头　痛

概述

头痛指眉毛和发际以上头颅部的疼痛，是患者的一种自觉症状。引发头痛的病因较多，主要可分为器质性和功能性两类。一般器质性头痛主要由脑部的神经、血管以及脑膜甚至高位脊神经，受到如炎症、牵拉、压迫等因素的刺激而引起。功能性头痛发病机制不太明确，其疼痛一般无固定的部位，常伴有失眠、记忆力减退等神经衰弱症状。头痛按表现部位的不同，又可分为全头痛、偏头痛、前头痛、后头痛、头顶痛，均归属于中医学"头风"范畴。

一般来说，耳针疗法对功能性头痛有较满意的疗效。但是由于引发头痛的病因较复杂，若多次治疗无效，或头痛继续加剧时，应积极查明病因，采用综合治疗措施。

病因病机

中医学认为头痛的病位在头，头又称为"髓海"。病因可分为外感与内伤两类，外感多因外感六淫、邪气上扰；内伤多与情志不遂、饮食劳倦、跌仆损伤、体虚久病、禀赋不足、房劳过度等因素相关。基本病机为气血失和、经络不通而致脑络失养。

治疗

○ **处方**（图 8-21）

主穴：枕、额、颞、脑干、神门、皮质下。

配穴：前头痛加胃；偏头疼加胰胆；后头痛加膀胱；头顶痛加肝。

枕：在对耳屏外侧面的后部，即对耳屏 3 区。

额：在对耳屏外侧面的前部，即对耳屏 1 区。

颞：在对耳屏外侧面的中部，即对耳屏 2 区。

脑干：在轮屏切迹处，即对耳屏 3、4 区之间。

神门：在三角窝后 1/3 的上部，即三角窝 4 区。

皮质下：在对耳屏内侧面，即对耳屏 4 区。

胃：在耳轮脚消失处，即耳甲 4 区。

胰胆：在耳甲艇的后上部，即耳甲 11 区。

膀胱：在对耳轮下脚下方中部，即耳甲 9 区。

肝：在耳甲艇的后下部，即耳甲 12 区。

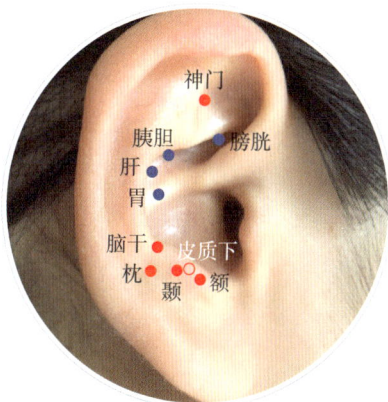

图 8-21　头痛耳穴定位示意图

○ **操作**

取一侧主穴及随症选取相应配穴，用王不留行贴压，采用对压手法或直压手法强刺激，坚持每日自行按压多次，每穴按压 1 分钟左右，以出现酸胀感为宜。每隔 2~3 日换取对侧，两耳交替，5 次为一个疗程。或可采用毫针刺法、埋针法；对于顽固性头痛者，亦可在耳背静脉处点刺出血，但均需寻求专业针灸医师治疗。

三叉神经痛

概述

　　三叉神经痛是神经系统疼痛疾病中最常见的疾病，是一种顽固性难治之证，其表现为颜面部三叉神经分布区内（眼、面颊部）反复发作的、阵发性剧痛，其疼痛呈放射状抽掣样，剧烈程度如刀割、电击、烧灼或针刺状，常发于一侧面部，可持续数秒至数分钟不等。发作期在三叉神经分布区内有敏感点，如刷牙、洗脸、讲话或咀嚼等动作稍一刺激，疼痛即可诱发；同时可伴有面肌抽搐、皮肤潮红、流泪、流涎等症状。本病可分为原发性和继发性两种，前者的病变部位及发病原因、机制尚不十分清楚，现多认为是由于炎症感染致神经冲动短路引起；后者是由于三叉神经附近肿瘤压迫、血管病变等原因所致。本病多见于中老年人，女性居多。在中医学中称为"面痛""面颊痛"等。

　　耳针疗法能够有效地缓解本病症状，有较好的止痛效果。对于原发性者，一般需治疗 1~2 个疗程才能控制，症状缓解后仍需巩固治疗 2~3 次。对继发性者，需查明病因，采取措施综合治疗。

病因病机

　　中医学认为本病病位在面部，可由于外感邪气，或情志不调、肝胃郁热上冲，或阴虚阳亢、虚火上炎，或久病、外伤等成瘀，导致面部经络痹阻，气血运行不畅，不通则痛。

治疗

处方（图 8-22）

主穴：神门、额、颌、面颊、颞。

配穴：情志不调、肝胃郁热上扰者加皮质下、肝；眼鼻疼痛较剧者加外鼻、眼。

神门：在三角窝后 1/3 的上部，即三角窝 4 区。

额：在对耳屏外侧面的前部，即对耳屏 1 区。

颌：在耳垂正面后上部，即耳垂 3 区。

面颊：在耳垂正面眼区与内耳区之间，即耳垂 5、6 区交界处。

颞：在对耳屏外侧面的中部，即对耳屏 2 区。

皮质下：在对耳屏内侧面，即对耳屏 4 区。

肝：在耳甲艇的后下部，即耳甲 12 区。

外鼻：在耳屏外侧面的中部，即耳屏 1、2 区之间。

眼：在耳垂正面中央部，即耳垂 5 区。

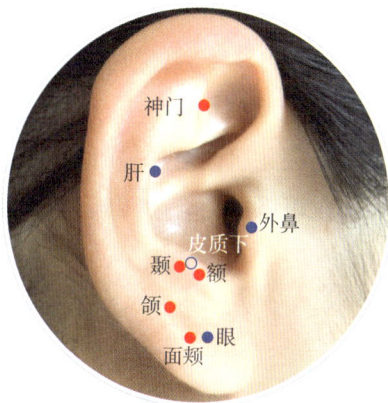

图 8-22　三叉神经痛耳穴定位示意图

操作

取一侧主穴及随证选取 3~5 个配穴，用王不留行贴压，疼痛发作时用对压或直压手法强刺激，直至疼痛缓解。缓解期可采用点压法或按揉法轻刺激，坚持每日自行按压 3 次以上，每穴按压 1~3 分钟，以出现酸胀感为宜。每隔 2~3 日换取对侧，两耳交替，贴 10 次为一个疗程，休息 5~7 天后，可继续下一个疗程。或可采用毫针刺法、埋针法，但均需寻求专业针灸医师治疗。

面肌痉挛

概述

面肌痉挛又称面肌抽搐，多为一侧面肌的阵发性、不规则样的不自主抽搐，两侧面肌均抽搐者甚少。本病的发病原因至今不明，少数可为面神经炎后遗症。一般本病初起时可仅有眼轮匝肌的间歇性抽搐，后逐渐发展至其他面肌，严重者可伴有口角肌抽搐。本病如不及时治疗，一般不会自愈，且病症会缓慢进展，部分患者甚至可发展为患侧面神经麻痹。多由疲倦、自主运动、精神紧张等因素诱发或加剧，一般入睡后抽搐即可停止。本病在中医学中属于"面风""筋惕肉瞤"等范畴。

用针灸刺激面部穴位来治疗本病，会导致患者精神紧张及面肌细胞过于兴奋，因此肌肉更加易于紧张痉挛，反而抽搐加剧。而用耳针疗法治疗本病，不仅可以避免上述情况，而且疗效显著，愈早介入治疗预后愈佳。

病因病机

中医学认为本病病位在面部经筋。多因外邪侵袭、风寒湿邪入阻经络，情志内伤，或正气不足、肝肾阴虚、血虚生风等所致。其基本病机为邪气壅遏筋脉、虚风内动致经筋失养。

治疗

◎ 处方（图8-23）

主穴：额、眼、口、面颊、神门。

配穴：经筋失养者加脾、肝；抽搐剧烈者加交感、皮质下。

额：在对耳屏外侧面的前部，即对耳屏 1 区。

眼：在耳垂正面中央部，即耳垂 5 区。

口：在耳轮脚下方前 1/3 处，即耳甲 1 区。

面颊：在耳垂正面眼区与内耳区之间，即耳垂 5、6 区交界处。

神门：在三角窝后 1/3 的上部，即三角窝 4 区。

脾：在 BD 线下方，耳甲腔的后上部，即耳甲 13 区。

肝：在耳甲艇的后下部，即耳甲 12 区。

交感：在对耳轮下脚前端与耳轮内缘交界处，即对耳轮 6 区前端。

皮质下：在对耳屏内侧面，即对耳屏 4 区。

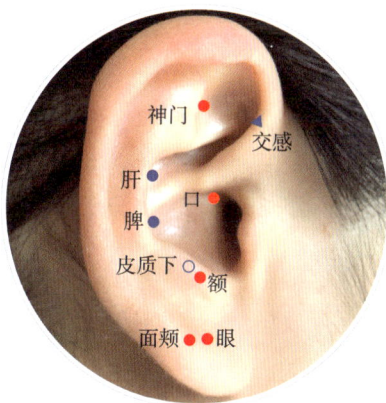

图 8-23　面肌痉挛耳穴定位示意图

操作

取一侧主穴及随证选取 1~2 个配穴，用王不留行贴压，采用对压法或直压法刺激，坚持每日自行按压 3 次以上，每穴按压 1~3 分钟，以出现酸胀感为宜。每隔 2 日换取对侧，两耳交替，贴 10 次为一个疗程。或可采用毫针刺法，但需寻求专业针灸医师治疗。

坐骨神经痛

概述

坐骨神经痛是指各种病因所致的沿坐骨神经通路及其分布区内（腰、臀、大腿后侧、小腿后外侧及足外侧）以疼痛为主要症状的病症。其典型临床表现为：从腰、臀部沿坐骨神经的走行，至大腿后侧、小腿后外侧，向足外侧小趾出现放射性疼痛。疼痛多呈持续性，程度剧烈者痛如针刺、烧灼、刀割样，可每因行走、弯腰、咳嗽、喷嚏、活动下肢或腹压加大时加重。本症按发病原因的不同，可分为原发性和继发性两种，原发性坐骨神经痛即坐骨神经炎，发病多与感染、受寒有关，临床少见；继发性坐骨神经痛临床多见，是坐骨神经局部及其周围结构的病变对坐骨神经造成压迫或损害性刺激所致。本症在中医学中归属于"痹证""腰腿痛"范畴，又可称为"坐臀风""腿股风"。

无论何种坐骨神经痛，运用耳针疗法治疗均有一定的疗效。但往往治疗初期疗效显著，后期症状缓解的程度逐步减退，故应坚持治疗。或配合体针、按摩等疗法综合治疗，以提高疗效。对于临床常见的继发性坐骨神经痛，应采用多种措施积极治疗原发病。

病因病机

中医学认为本病病位主要在足太阳膀胱经及足少阳胆经。可由外感风寒湿邪，或肝胆湿热下注，或跌仆闪挫等原因而发病。其基本病机为经络痹阻不通，气血运行不畅，不通则痛。

治疗

处方（图8-24）

主穴：坐骨神经、臀、神门。

配穴：风寒湿邪侵袭太阳经者加膀胱、腰骶椎；肝胆湿热者加肝、胰胆。

坐骨神经：对耳轮下脚的前2/3处，即对耳轮6区。

臀：对耳轮下脚的后1/3处，即对耳轮7区。

神门：在三角窝后1/3的上部，即三角窝4区。

膀胱：在对耳轮下脚下方中部，即耳甲9区。

腰骶椎：在腹区后方，即对耳轮9区。

肝：在耳甲艇的后下部，即耳甲12区。

胰胆：在耳甲艇的后上部，即耳甲11区。

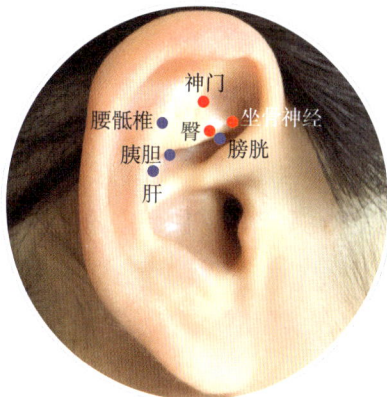

图 8-24　坐骨神经痛耳穴定位示意图

操作

取一侧主穴及相应配穴，用王不留行贴压，采用对压法或直压法强刺激，坚持每日自行按压3次以上，每穴按压1分钟左右，以出现胀痛感为宜。每2日换取对侧，两耳交替，贴10次为一个疗程，休息2~3天，可继续下一疗程。或可采用毫针刺法，但需寻求专业针灸医师治疗。

失　眠

概述

失眠是以经常不能够获得正常的睡眠为主要特征的一种病症。轻者入睡困难、睡眠时间不足，或睡眠轻浅易醒、醒后难以入睡，重者则彻夜不眠。失眠可因多种因素导致或诱发，如精神情志刺激、躯体疾病、服用某些药物产生的副反应等。西医学多认为，本症是由多种致病因素相互作用，使大脑功能活动的紧张程度超过大脑皮层神经细胞的耐受性而致。中医学将本症称为"不寐"，亦称"不得眠""不得卧""目不瞑"。

耳针疗法治疗失眠有较好的疗效，特别是在睡前治疗，可有效地帮助患者进入睡眠状态。但对于由其他疾病引起的失眠，应积极治疗原发病。

病因病机

中医学认为本病病位在心，与肝、胆、脾、肾关系密切。可由于情志失调、扰动肝阳，或思虑忧愁、劳神过度、内伤心脾、心血不足，或饮食不节、脾胃不和，或体质虚弱、心胆虚怯，或病后体虚、心肾亏虚，或惊恐、房劳伤肾以致心火独亢、心肾不交等多种原因导致神志不宁、心神失养。其基本病机是阳浮而阴弱，阳不入于阴。

治疗

处方（图8-25）

主穴：神门、皮质下、肾、交感。

配穴：心脾两虚者加心、脾；肝阳上亢者加肝、枕。

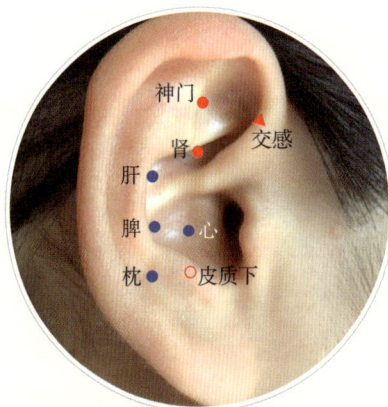

图8-25 失眠耳穴定位示意图

神门：在三角窝后1/3的上部，即三角窝4区。

皮质下：在对耳屏内侧面，即对耳屏4区。

肾：在对耳轮下脚下方后部，即耳甲10区。

交感：在对耳轮下脚前端与耳轮内缘交界处，即对耳轮6区前端。

心：在耳甲腔中心最凹陷处，即耳甲15区。

脾：在BD线下方，耳甲腔的后上部，即耳甲13区。

肝：在耳甲艇的后下部，即耳甲12区。

枕：在对耳屏外侧面的后部，即对耳屏3区。

操作

取一侧主穴及相应配穴，用王不留行贴压，采用直压法强刺激，坚持每日早、中、晚各按压 1 次，每日按压 3 次以上，特别是在入睡前 15 分钟需按压一次。每穴按压 1~2 分钟，以出现酸胀感为宜。隔 2 日换取对侧，两耳交替，贴 10 次为一个疗程，休息 5 天后，可继续下一疗程。或可采用毫针刺法、埋针法，但均需寻求专业针灸医师治疗。

抑郁症

概述

抑郁症多以与其处境不相称的心境低落为典型特征。其临床表现为精神抑郁、表情淡漠、沉默静呆、静而少动、情绪不宁、语无伦次，或可兼有胸部满闷、胁肋胀痛，或易怒喜哭、咽中如有异物梗塞、失眠等多种症状。其消沉的情绪可以从闷闷不乐到悲痛欲绝，自卑抑郁，甚至悲观厌世，有自杀的倾向或行为；严重者甚至可出现幻觉、妄想等症状。每次发作，短者持续 2 周以上，长者可达数年。大多数病例有反复发作的倾向，在每次发作过后，症状可以缓解；有部分病例可遗留症状转化为慢性病。西医学认为，本病多有强烈的精神刺激作为诱因，并与家族遗传因素有一定的相关性，可将本病归为情感障碍类疾病；在中医学中，本病多归属于"郁证""癫病"范畴。

运用耳针疗法治疗抑郁症，不仅可以避免口服三环类抗抑郁药物的副作用，而且有较良好的疗效。在治疗的过程中，如能够配合心理治疗，缓解患者的精神压力，可显著提高疗效。

病因病机

中医学认为本病病位在脑，涉及心、肝、胆、脾、肾等多个脏腑。其发生常与思虑过度、心脾血虚，或情志所伤、肝失疏泄，或饮食不节、脾失健运，或素体脏气虚弱等因素有关。基本病机是情志不舒、气机郁滞、脏腑阴阳气血失调而致心神失养。

治疗

◎ 处方（图 8-26）

主穴：皮质下、脑干、心、肝、神门、交感。

配穴：咽中如有异物梗塞者加口、上屏；素体虚弱者加脾、肾；心烦易怒者加缘中、内分泌、胰胆；头胀痛者加额、枕。

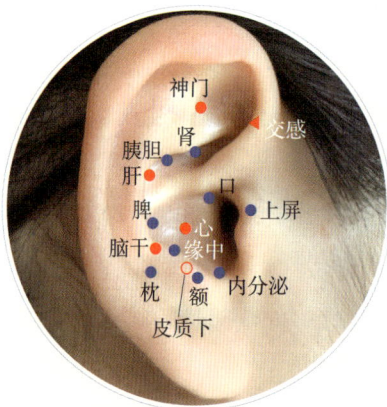

图 8-26　抑郁症耳穴定位示意图

皮质下：在对耳屏内侧面，即对耳屏 4 区。

脑干：在轮屏切迹处，即对耳屏 3、4 区之间。

心：在耳甲腔中心最凹陷处，即耳甲 15 区。

肝：在耳甲艇的后下部，即耳甲 12 区。

神门：在三角窝后 1/3 的上部，即三角窝 4 区。

交感：在对耳轮下脚前端与耳轮内缘交界处，即对耳轮 6 区前端。

口：在耳轮脚下方前 1/3 处，即耳甲 1 区。

上屏：在耳屏内侧面的上 1/2 处，即耳屏 1 区。

脾：在 BD 线下方，耳甲腔的后上部，即耳甲 13 区。

肾：在对耳轮下脚下方后部，即耳甲 10 区。

缘中：在对耳屏游离缘上，对屏尖穴与轮屏切迹之中点处，即对耳屏 2、3、4 区交点处。

内分泌：在屏间切迹内，耳甲腔的底部，即耳甲18区。

胰胆：在耳甲艇的后上部，即耳甲11区。

额：在对耳屏外侧面的前部，即对耳屏1区。

枕：在对耳屏外侧面的后部，即对耳屏3区。

○ **操作**

取一侧主穴及1~2个相应配穴，用王不留行贴压，采用直压法强刺激，坚持每日自行按压多次，每穴按压1分钟左右，以出现胀痛感为宜。每2日换取对侧，两耳交替，5次为一个疗程，休息2~3天，可继续下一个疗程。或可采用毫针刺法、埋针法，但均需寻求专业针灸医师治疗。

癫　痫

(概)(述)

癫痫是一种发作性的神志失常疾病。其发作期主要特征表现为猝然昏仆、神志丧失、牙关紧闭、口吐涎沫、两目上视、四肢抽搐、角弓反张、口中如作猪羊叫声，并呕吐或二便失禁，醒后如常人而不自知，或可遗留面色苍白、神疲乏力、头痛眩晕、周身酸楚等症。本病具有突然发作、自行缓解、多次反复的特点。按照其发病原因，可分为原发性癫痫和继发性癫痫（症状性癫痫）两种。本病俗称"羊痫风"，归属于中医学"痫病""痫证"范畴。

耳针疗法治疗癫痫，适用于癫痫轻症患者，即发作次数少、症状程度轻者。可调节其大脑皮质的功能，减少大脑过量放电，以减少癫痫的发生。但由于本病发作期病情较凶险，故切不可将耳针疗法作为唯一的治疗方法。应积极寻求相关检查，探明病因，对于继发性癫痫患者，应及时配合多种疗法治疗原发病。

病因病机

中医学认为本病病位主要在脑，并涉及心、肝、脾、肾多脏。其发生多由于先天禀赋不足、情志刺激、脑部外伤、饮食不节、劳累过度等因素，致心血、肾精亏耗至极，或气、火、痰、瘀等邪气相互交结，阻于督脉经络。其发作期基本病机是气机逆乱、冲逆闭窍而致神机受累、元神失控。

治疗

处方（图 8-27）

主穴：神门、心、枕、皮质下、脑干、额。

配穴：肝气郁结者加肝；痰浊阻滞者加脾、胃；肾精亏虚者加肾。

神门：在三角窝后 1/3 的上部，即三角窝 4 区。

心：在耳甲腔中心最凹陷处，即耳甲 15 区。

枕：在对耳屏外侧面的后部，即对耳屏 3 区。

皮质下：在对耳屏内侧面，即对耳屏 4 区。

脑干：在轮屏切迹处，即对耳屏 3、4 区之间。

额：在对耳屏外侧面的前部，即对耳屏 1 区。

肝：在耳甲艇的后下部，即耳甲 12 区。

脾：在 BD 线下方，耳甲腔的后上部，即耳甲 13 区。

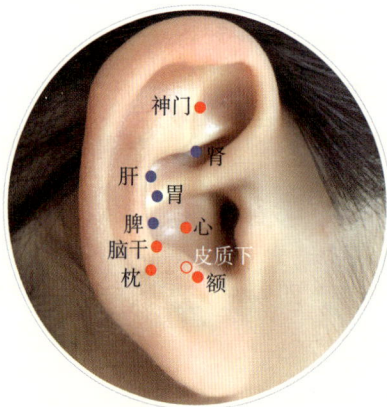

图 8-27　癫痫耳穴定位示意图

胃：在耳轮脚消失处，即耳甲 4 区。

肾：在对耳轮下脚下方后部，即耳甲 10 区。

○ 操作

在癫痫发作后的缓解期，取一侧主穴及 2~3 配穴，用王不留行贴压，采用对压法或直压法强刺激，坚持每日自行按压多次，每穴按压 1 分钟左右，以出现胀痛感为宜。每 2 日换取对侧，两耳交替，贴 10 次为一个疗程，休息 2~3 天，可继续下一个疗程。或可采用毫针刺法留针 30 分钟，但需寻求专业针灸医师治疗。

第六节　内分泌、代谢和营养疾病

甲状腺功能亢进

(概)(述)

甲状腺功能亢进症是一种常见的内分泌疾病，是由于甲状腺激素分泌过多，使新陈代谢增高所致，简称甲亢，包括弥漫性甲状腺肿、结节性甲状腺肿、甲状腺腺瘤等引起的甲亢，其中尤以弥漫性甲状腺肿甲亢为临床多见，占到甲亢患者的 80%。此病与自身免疫有关，是由于免疫功能障碍，产生具有刺激甲状腺作用的物质导致。临床表现为心悸、急躁、易怒、多汗、畏热，进食和便次增多、体重减轻、眼球突出、甲状腺肿等。本病无论男女老幼均可发病，尤以 20~40 岁女性居多。甲状腺疾病相当于中医学"瘿病"范畴，其中甲亢多属"气瘿"。

耳针疗法对单纯的弥漫性甲状腺肿疗效较好，治疗同时需注意碘的适量摄入，必要时可配合碘剂治疗，对于因甲状腺肿大明显而出现严重压迫症状的患者，可考虑手术治疗。

病因病机

　　本病病位在颈前喉结两侧，其发病或因情志不畅、肝失疏泄；或因脾失健运、炼液为痰；或因冲任失调等，致肝郁化火、阴虚阳亢、痰气交结蕴结于颈部，逐渐发成瘿病。

治疗

处方（图 8-28）

　　主穴：颈椎、神门、内分泌、皮质下、肝、交感、肾上腺。

　　配穴：脾肾两虚者加肾、脾；心悸、急躁者加心、小肠；头晕、眼球突出者加脑干、眼、枕；肝郁化火者加耳尖。

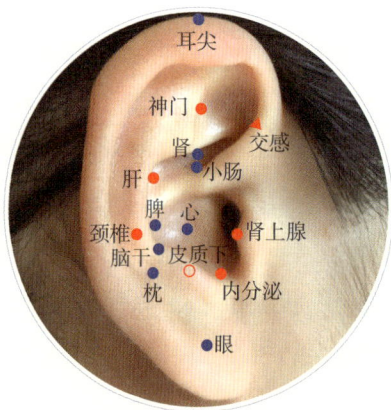

图 8-28　甲状腺功能亢进耳穴定位示意图

　　颈椎：在颈区后方，即对耳轮 13 区。

　　神门：在三角窝后 1/3 的上部，即三角窝 4 区。

　　内分泌：在屏间切迹内，耳甲腔的底部，即耳甲 18 区。

　　皮质下：在对耳屏内侧面，即对耳屏 4 区。

　　肝：在耳甲艇的后下部，即耳甲 12 区。

　　交感：在对耳轮下脚前端与耳轮内缘交界处，即对耳轮 6 区前端。

　　肾上腺：在耳屏游离缘下部尖端，即耳屏 2 区后缘处。

　　肾：在对耳轮下脚下方后部，即耳甲 10 区。

脾：在 BD 线下方，耳甲腔的后上部，即耳甲 13 区。

心：在耳甲腔中心最凹陷处，即耳甲 15 区。

小肠：在耳轮脚及部分耳轮与 AB 线之间的中 1/3 处，即耳甲 6 区。

脑干：在轮屏切迹处，即对耳屏 3、4 区之间。

眼：在耳垂正面中央部，即耳垂 5 区。

枕：在对耳屏外侧面的后部，即对耳屏 3 区。

耳尖：在耳廓向前对折的上部尖端处，即耳轮 6、7 区交界处。

操作

取一侧主穴及相应配穴，用王不留行贴压，嘱患者每日自行按压 3~5 次，隔日换取对侧，贴 10 次为一个疗程。或可采用埋针法、毫针刺法。毫针刺法针刺后施捻转法，以使患者产生胀、痛、麻感，留针 30 分钟，每日 1 次，两耳交替，但需寻求专业针灸医师进行治疗。

糖尿病

概述

糖尿病由于病因不同，可分为原发性和继发性两类，其中原发性糖尿病又分为 1 型糖尿病（胰岛素依赖型糖尿病）和 2 型糖尿病（非胰岛素依赖型糖尿病），是由于胰岛素分泌缺陷和（或）胰岛素作用障碍，以致胰岛素的绝对或相对不足，导致糖代谢紊乱；而继发性糖尿病是由于已知的原发病所致，待去除原发病后，本病即可被纠正。原发性糖尿病以出现多饮、多食、多尿、消瘦、乏力，化验检查血糖增高、尿糖阳性为特征，其发病多见于中年人，男性较高于女性。本病多属于中医学"消渴"的范畴。

耳针疗法对改善糖尿病的症状及调节胰岛素的分泌功能具有一定的作用，尤其对于病程短、病情轻的患者疗效较好；但本病难以快速痊愈，对于病程长、病情重的患者应配合体针、药物治疗等综合疗法。

病因病机

本病因病位在肺、胃、肾的不同，而分为上消、中消、下消三类。上消多因热伤肺阴，津液干竭，而致渴饮无度；中消多因热伤胃阴，而致消谷善饥、肌肤消瘦；下消多因热伤肾阴，精气亏虚，而使尿频量多。总的病因病机为肾阴亏虚，阴虚为本、燥热为标。

治疗

处方（图8-29）

主穴：胰胆、内分泌、三焦、肾、脾。

配穴：热伤肺阴者加肺、膀胱、尿道；热伤胃阴者加胃、耳中；热伤肾阴者加肝、屏尖。

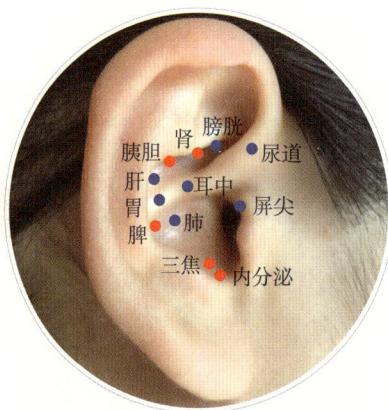

图8-29 糖尿病耳穴定位示意图

胰胆：在耳甲艇的后上部，即耳甲11区。

内分泌：在屏间切迹内，耳甲腔的底部，即耳甲18区。

三焦：在外耳门后下，肺与内分泌之间，即耳甲17区。

肾：在对耳轮下脚下方后部，即耳甲10区。

脾：在BD线下方，耳甲腔的后上部，即耳甲13区。

肺：在心、气管区周围处，即耳甲14区。

膀胱：在对耳轮下脚下方中部，即耳甲9区。

尿道：在直肠上方的耳轮处，即耳轮 3 区。

胃：在耳轮脚消失处，即耳甲 4 区。

耳中：在耳轮脚处，即耳轮 1 区。

肝：在耳甲艇的后下部，即耳甲 12 区。

屏尖：在耳屏游离缘上部尖端，即耳屏 1 区后缘处。

操作

取一侧主穴及 3~5 个配穴，用王不留行贴压，嘱患者每日自行按压 4 次（分别为三餐后和睡前 30 分钟），每穴按压约 4 秒，共按压 15 次，约持续 1 分钟，以按压至耳廓潮红为度。每 3 日换取对侧，两耳交替，贴 10 次为一个疗程。

单纯性肥胖

概述

单纯性肥胖症是指由于体内脂肪体积和（或）脂肪细胞数量的增加导致体重增加，或体脂占体重的百分比异常增高，全身脂肪分布较均匀。若脂肪在腹部蓄积过多称为中心型肥胖，当男性腰围 ≥ 90cm，女性腰围 ≥ 85cm 时可直接判定。根据中华人民共和国国家卫生和计划生育委员会 2013 年发布的《中华人民共和国卫生行业标准—成人体重判定》（WS/T428~2013），BMI（体质指数，又称体重指数）= 体重（kg）/ 身高（m）的平方。当 BMI ≥ 28.0 时，即可定为肥胖。肥胖症需排除因水钠潴留或肌肉发达致蛋白质增多等因素而引起的 BMI 升高，单纯性肥胖症不属于内分泌紊乱或代谢障碍性疾病；如患者有肥胖家族史，多为遗传性肥胖症。

耳针疗法对于单纯性肥胖症具有一定的疗效，可控制食欲、减轻饥饿感，但对于遗传性肥胖症效果欠佳。治疗时需注意加强锻炼、节制饮食，以减少热量摄入、增加热量消耗。

病因病机

本病的发生与脾、胃、肾三脏功能失调有关，病位主要在脾胃。若患者嗜食肥甘厚味、饮食不节，久则损伤脾胃功能，使脾虚运化不及，水谷精微不能及时输布，酿生痰浊；或胃肠积热，食欲偏旺，水谷精微反被炼为膏脂；或肾气亏虚，气不行水，津液内停，化为痰浊，留存于肌肤间而形成肥胖；此外，亦与先天禀赋、好逸少劳等因素相关。总病机以气虚为本，痰湿、湿热为标。

治疗

处方（图 8-30）

主穴：脾、胃、肺、肝、上屏、下屏、屏尖、口。

配穴：脾湿痰滞、气机不通者加三焦、内分泌、直肠；肾气亏虚者加肾、皮质下、神门。

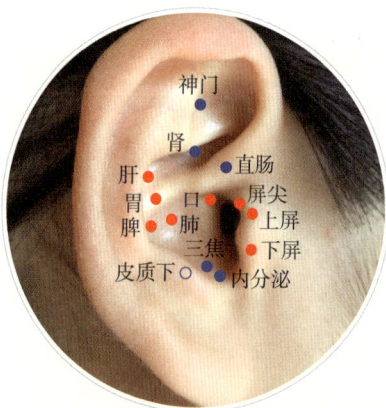

图8-30 单纯性肥胖耳穴定位示意图

脾：在 BD 线下方，耳甲腔的后上部，即耳甲 13 区。

胃：在耳轮脚消失处，即耳甲 4 区。

肺：在心、气管区周围处，即耳甲 14 区。

肝：在耳甲艇的后下部，即耳甲 12 区。

上屏：在耳屏外侧面上 1/2 处，即耳屏 1 区。

下屏：在耳屏外侧面下 1/2 处，即耳屏 2 区。

屏尖：在耳屏游离缘上部尖端，即耳屏 1 区后缘处。

口：在耳轮脚下方前 1/3 处，即耳甲 1 区。

三焦：在外耳门后下，肺与内分泌之间，即耳甲 17 区。

内分泌：在屏间切迹内，耳甲腔的底部，即耳甲 18 区。

直肠：在耳轮脚棘前上方的耳轮处，即耳轮 2 区。

肾：在对耳轮下脚下方后部，即耳甲 10 区。

皮质下：在对耳屏内侧面，即对耳屏 4 区。

神门：在三角窝后 1/3 的上部，即三角窝 4 区。

○ 操作

取一侧主穴及 3~5 个配穴，用王不留行压丸贴压，隔日换取对侧，两耳交替，贴 10 次为一个疗程。嘱患者每次进餐前按压耳穴，每日按压 3 次，食欲旺盛者可于有饥饿感时增加按压次数，每次以耳部有酸麻胀痛感为佳，疼痛程度以能耐受为度。临床亦可采用埋针法、毫针刺法，但需寻求专业针灸医师进行治疗。

高脂血症

概述

高脂血症一般是指血液中的胆固醇、甘油三酯和低密度脂蛋白升高或高密度脂蛋白降低的一种血脂代谢紊乱的疾病。本病分为原发性和继发性两类，原发性多与遗传因素相关；继发性可继发于多种疾病（如高血压、糖尿病、甲状腺功能低下、肥胖等）。此外，本病常常与吸烟、酗酒、暴饮暴食、精神紧张等不良生活习惯有关。高脂血症对人体健康危害极大，可直接损害动脉血管内皮，加速动脉粥样硬化的发生，一旦动脉被粥样斑块堵塞，即可引发冠心病、心肌梗死、脑中风等危险疾病。高脂血症在中医学中并无直接对应的病名，多伴随"消渴""肥胖"等出现。

耳针疗法对高脂血症具有一定的疗效，可降低过高的血脂指标，避免了口服降脂药物特别是西药降脂药物对于肝肾功能的影响。治疗时需注意清

淡饮食、适当锻炼、戒烟、限酒、调节情绪，若同时配合体针治疗，疗效
更佳。

病因病机

　　本病病位主要在于脾、肝、肾。病因多为过食油腻，损伤脾胃，使脾虚
运化不及，聚为膏脂；而脾虚更易助生湿邪，聚湿生痰，痰从浊化，亦炼为
膏脂；或因肝失疏泄、肝郁气滞，气滞血瘀；或素体禀赋不足、肾气亏虚，
无力布散津液，津液内停，凝为膏脂。此外，亦与好逸少劳、精神紧张等因
素密切相关。本病主要以脾、肝、肾三脏功能失调为本，以痰浊内停和瘀血
内阻为标。

治疗

处方（图8-31）

　　主穴：脾、胃、肝、肾、内分泌、皮质下。

　　配穴：眩晕者加额；心悸者加神门、心。

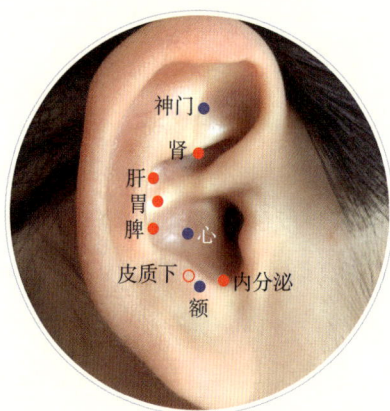

图8-31　高脂血症耳穴定位示意图

　　脾：在BD线下方，耳甲腔的后上部，即耳甲13区。

　　胃：在耳轮脚消失处，即耳甲4区。

　　肝：在耳甲艇的后下部，即耳甲12区。

　　肾：在对耳轮下脚下方后部，即耳甲10区。

　　内分泌：在屏间切迹内，耳甲腔的底部，即耳甲18区。

　　皮质下：在对耳屏内侧面，即对耳屏4区。

额：在对耳屏外侧面的前部，即对耳屏 1 区。

神门：在三角窝后 1/3 的上部，即三角窝 4 区。

心：在耳甲腔中心最凹陷处，即耳甲 15 区。

○ 操作

选取一侧耳穴及相应配穴，用王不留行贴压，每日按压 3~5 次，三餐食后及晚睡前重点按压。隔日换取对侧，两耳交替，贴 15 次为一个疗程。或可采用埋针法、毫针刺法，但需寻求专业针灸医师进行治疗。

第七节　运动系统疾病

颈椎病

(概)(述)

颈椎病，又称颈椎综合征，是一种以颈椎的退行性病理改变为基础的疾患。本病是临床常见病、多发病，原好发于 40 岁以上成年人；但随着社会节奏加快，人们的学习、工作压力加大等原因，其发病呈明显年轻化的趋势，尤以"低头族"、伏案工作者、学生为高发群体。颈椎病可根据症状不同，分为以下几种类型：颈型颈椎病，其程度较轻，除生理曲度的改变、椎体间不稳定及轻度骨质增生外，一般影像学检查无明显的退行性病变，主要症状表现为颈椎局部不适、活动受限及头、颈、肩等部位的反应性疼痛；神经根型颈椎病，可具有较典型的麻木、疼痛症状；椎动脉型颈椎病，可出现突然眩晕发作、甚至昏厥；交感神经型颈椎病，可出现头晕、眼花、手麻及心动过速、心前区疼痛等交感神经症状；脊髓型颈椎病，可出现颈脊髓损害的临床表现，如双下肢麻木、肌张力增高、肌力降低、病理反射阳性等。本病归属于中医学"痹证"范畴。

耳针疗法可明显缓解颈椎病的不适症状，治疗期间需注意避免颈部受寒，适当加强锻炼，伏案工作者宜常做颈部保健操。但仍建议积极查明病因，并配合中医针灸的其他外治疗法综合治疗。

病因病机

本病的病位位于项部太阳经脉，病因有内外之分。内因是由于肝肾不足、气血亏损，而致经脉失养；外因多为不避风寒，致风寒湿邪侵袭，客于项部太阳经脉，发为痹症。伤于外者，多为实证；伤于内者，多为虚证，久则瘀血、痰浊痹阻，而成本虚标实证。此外，先天禀赋不足、发育不全及慢性劳损亦为重要的发病因素。

治疗

处方（图8-32）

主穴：颈椎、肝、肾、颈。

配穴：颈型加轮4、耳尖放血；神经根型加指、肩、腕、肘；椎动脉型加神门、枕、交感；交感神经型加交感、皮质下；脊髓型加皮质下、枕。

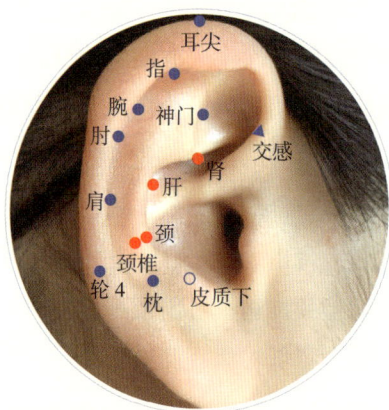

图8-32 颈椎病耳穴定位示意图

颈椎：在颈区后方，即对耳轮13区。

肝：在耳甲艇的后下部，即耳甲12区。

肾：在对耳轮下脚下方后部，即耳甲10区。

颈：在对耳轮体前部下1/5处，即对耳轮12区。

轮4：在轮3区下方的耳轮处，即耳轮12区。

耳尖：在耳廓向前对折的上部尖端处，即耳轮6、7区交界处。

指：在耳舟上方处，即耳舟1区。

肩：在肘区的下方处，即耳舟 4、5 区。

腕：在指区的下方处，即耳舟 2 区。

肘：在腕区的下方处，即耳舟 3 区。

神门：在三角窝后 1/3 的上部，即三角窝 4 区。

枕：在对耳屏外侧面的后部，即对耳屏 3 区。

交感：在对耳轮下脚前端与耳轮内缘交界处，即对耳轮 6 区前端。

皮质下：在对耳屏内侧面，即对耳屏 4 区。

○ 操作

（1）取一侧主穴及随证选取相应配穴，用王不留行贴敷于相应耳穴上，以单手拇指间歇性按压，手法由轻到重，使耳廓产生酸胀、灼热感。嘱患者每日按压不少于 3 次，隔日换取对侧耳穴，两耳交替，10 次为一个疗程。

（2）轮 4、耳尖放血法：操作前应按摩耳廓使其充血，严格消毒放血部位，术者一手捏住被操作部位，另一手用放血针迅速向施术部位刺进 0.1~0.2cm，挤出鲜血数滴，术后用无菌干棉签按压，不应按揉，以防皮下出血。一般双耳取穴，3~5 天 1 次，10 次为一个疗程。

落　枕

概述

落枕，又称"失枕"，是指睡起后颈项部疼痛、活动受限的一种病症。本病无论老幼皆可发生，而多见于青壮年。其轻者，稍活动后症状可自行消失；重者，不适症状可迁延数周。

运用耳针疗法的毫针刺法、点刺放血法治疗落枕，一般见效快、疗效显著。或可配合中医针灸的其他外治疗法综合治疗。

病因病机

本病病位在项部，病因可为睡眠姿势不当，或为睡中受风寒侵袭，致筋脉拘急。但中医学认为，此病多与平素缺乏锻炼，致筋骨虚弱、气血不足、循环不畅、舒缩功能失调有关，若遇风寒外袭，则经筋气血凝滞、经络痹阻不通，发为本病。

治疗

处方（图8-33）

主穴：颈、颈椎、枕。

配穴：疼痛难眠者加神门、轮4。

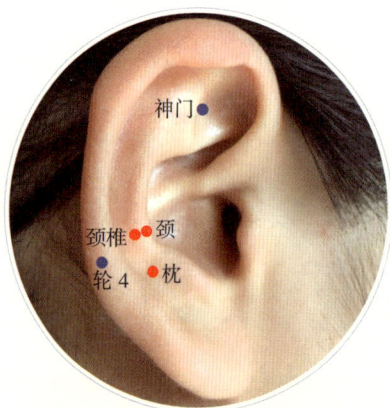

图 8-33　落枕耳穴定位示意图

颈：在对耳轮体前部下1/5处，即对耳轮12区。

颈椎：在颈区后方，即对耳轮13区。

枕：在对耳屏外侧面的后部，即对耳屏3区。

神门：在三角窝后1/3的上部，即三角窝4区。

轮4：在轮3区下方的耳轮处，即耳轮12区。

操作

（1）患者可自行选取一侧耳穴及相应配穴，用王不留行或绿豆贴压，每日自行按压3~5次，隔日换取对侧耳穴，两耳交替，5次为一个疗程。或可以毫针刺法、点刺放血法快速治疗，但均需寻求专业针灸医师进行治疗。

（2）轮4放血法：操作前应按摩耳廓使其充血，严格消毒放血部位，术者一手捏住被操作部位，另一手用放血针迅速向施术部位刺进0.1~0.2cm，挤出鲜血数滴，术后用无菌干棉签按压，不应按揉，以防皮下出血。一般双耳取穴，3~5天1次，10次为一个疗程。

肩关节周围炎

概述

肩关节周围炎，简称"肩周炎"，俗称"肩凝症""漏肩风""五十肩"。是指发生于肩关节周围软组织的无菌性炎症，临床以肩关节疼痛和活动受限为主要表现。病初肩部逐渐产生疼痛，夜间尤甚，后疼痛逐渐加重，使肩关节活动功能受限且日渐加重。同时可伴有提物无力，肩关节怕冷、广泛压痛，甚至可出现肩部肌肉的痉挛与萎缩。本病早期以肩关节的疼痛为主，后期以肩关节活动受限为主。如得不到有效的治疗，有可能严重影响功能活动。本病为临床常见病、多发病，其好发年龄在50岁左右，且发病率女性高于男性。本病在中医学中属"痹证"范畴。

耳针疗法对缓解肩周炎的不适症状有明显疗效，治疗期间需嘱患者坚持功能锻炼，若能配合中医针灸、按摩等疗法综合治疗，可大幅提高疗效、缩短疗程。

病因病机

本病病位在肩部患部，尤以手三阳经经脉在肩部循行之处为主。病因可为肝肾亏虚或劳损过度，使气血不足、血不荣筋、筋脉失养；或因经受外伤，致使局部瘀血痹阻；或因感受风寒湿邪，致使气血凝滞不畅、痹阻筋脉。其主要病机为肩部经脉失养或阻滞不通，有虚实之分。

治疗

处方（图 8-34）

主穴：锁骨、肩、神门。

配穴：劳损过度，筋脉失养者加肾；疼痛难忍肾上腺、肘、颈椎。

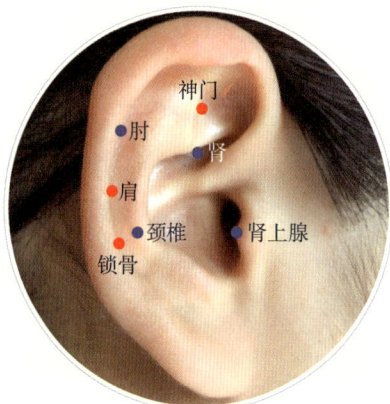

锁骨：在肩区的下方处，即耳舟6区。

肩：在肘区的下方处，即耳舟4、5区。

神门：在三角窝后1/3的上部，即三角窝4区。

肾：在对耳轮下脚下方后部，即耳甲10区。

肾上腺：在耳屏游离缘下部尖端，即耳屏2区后缘处。

肘：在腕区的下方处，即耳舟3区。

颈椎：在颈区后方，即对耳轮13区。

图 8-34　肩关节周围炎耳穴定位示意图

◎ **操作**

取一侧主穴及随证选取相应配穴，用王不留行贴压，嘱患者每日自行按压3~5次，隔日换取对侧耳穴，两耳交替，贴10次为一个疗程。或可采用毫针刺法，进针后施捻转泻法强刺激，并嘱患者活动患肢，做原来活动受限的动作，若疼痛严重者，可给予被动运动。留针20分钟，一般5~10次为一个疗程。

腰椎间盘突出症

概述

腰椎间盘突出症是临床常见病，主要是由于腰椎间盘的髓核、纤维环发生不同程度的退行性改变，后在外力的作用下，椎间盘的纤维环破裂，髓核从破裂之处而出的一种病症。根据病情程度不同，由轻到重可分为膨出、突出、脱出三类。本病多发于第4~5腰椎，及第5腰椎~第1骶椎。由于突出的髓核刺激或压迫相邻脊神经根，可出现腰痛，一侧或双侧下肢麻木、疼痛等一系列症状。本病好发于青壮年，男性多于女性。中医学将腰椎间盘突出症归属于"腰痛"或"痹证"的范畴。

耳针疗法对于本病有较好的疗效，可缓解其不适症状。治疗期间需注意保暖，适度锻炼，若配合针灸、熏蒸等疗法综合治疗，疗效更佳。

(病)(因)(病)(机)

本病病位在腰。病因多为肝肾不足，筋骨不健，不荣则痛；或因感受风寒湿邪，经脉痹阻，气滞血瘀，不通则痛。加之劳损扭挫，而致局部气血闭塞不通，疼痛更甚。其病机多以肾虚为本，瘀滞凝结经脉为标。

治疗

○ **处方**（图 8-35）

主穴：腰骶椎、肝、肾、神门。

配穴：气血闭塞不通，疼痛剧烈者加坐骨神经、臀、髋、耳迷根。

腰骶椎：在腹区后方，即对耳轮 9 区。

肝：在耳甲艇的后下部，即耳甲 12 区。

肾：在对耳轮下脚下方后部，即耳甲 10 区。

神门：在三角窝后 1/3 的上部，即三角窝 4 区。

坐骨神经：对耳轮下脚的前 2/3 处，即对耳轮 6 区。

臀：对耳轮下脚的后 1/3 处，即对耳轮 7 区。

髋：在对耳轮上脚的下 1/3 处，即对耳轮 5 区。

耳迷根：在耳轮脚沟的耳根处。

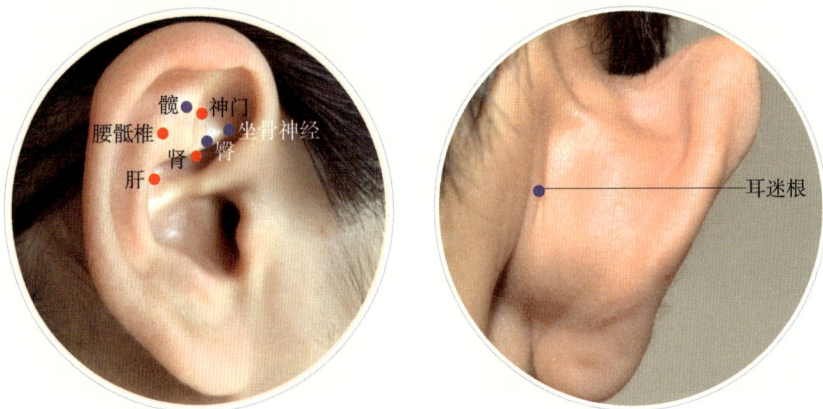

图8-35　腰椎间盘突出症耳穴定位示意图

（图）操作

取一侧耳穴及相应配穴，用王不留行贴压，嘱患者每日自行按压3~5次，隔日换取对侧耳穴，两耳交替，贴10次为一个疗程。

腰肌劳损

概述

腰肌劳损为临床常见病、多发病，是腰部肌肉及肌肉附着点的筋膜或骨膜的慢性损伤性炎症。其多是由于急性腰肌扭伤未得到及时有效的治疗，损伤未能及时修复；或由于反复多次的腰肌轻微损伤，而引起的以腰痛为主的一种病症。本病的主要症状是腰部或腰骶部胀痛、酸痛，时轻时重、反复发作，遇劳加重、休息后缓解，且与天气变化有关，阴雨天气则不适症状加重。本病多见于中老年人，在中医学中归属于腰部"痹证""伤筋"范畴。

耳针疗法对于本病有较好的疗效，可缓解疼痛等不适症状，若配合针灸、熏蒸等疗法综合治疗，疗效更佳。

病因病机

本病病位在腰。病因或为年老体虚、肾精亏虚；或因感受风寒湿邪；或因闪挫跌仆、慢性劳损，而致局部经脉或失于气血濡养，发为虚证；或气血瘀滞、痹阻经脉，发为实证。此外，《黄帝内经》的《素问·宣明五气篇》中"久坐伤肉，久立伤骨"或可帮助解释本病病因。

治疗

处方（图 8-36）

主穴：腰骶椎、肾、神门。

配穴：局部痛甚者加臀、髋。

腰骶椎：在腹区后方，即对耳轮 9 区。

肾：在对耳轮下脚下方后部，即耳甲 10 区。

神门：在三角窝后 1/3 的上部，即三角窝 4 区。

臀：对耳轮下脚的后 1/3 处，即对耳轮 7 区。

髋：在对耳轮上脚的下 1/3 处，即对耳轮 5 区。

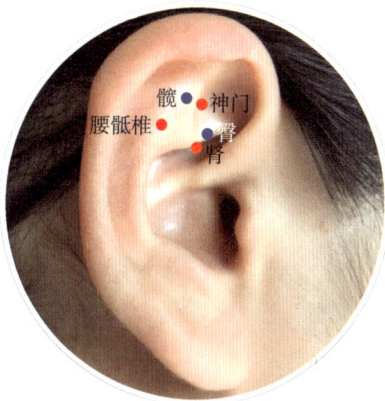

图 8-36 腰肌劳损耳穴定位示意图

操作

取一侧耳穴及相应配穴，用王不留行贴压，嘱患者每日自行按压 3~5 次，隔 2 日换取对侧耳穴，两耳交替，贴 5 次为一个疗程。

急性腰扭伤

概述

急性腰扭伤是腰部肌肉、筋膜、韧带等软组织在外力的作用下，突然受到过度牵拉而引起的急性撕裂伤。具体可分为扭伤和挫裂伤，其发病部位常在腰骶部和骶髂部，以腰部疼痛、活动受限为主要表现。本病在中医学中属于腰部"伤筋"范畴。

耳针疗法对于软组织扭挫伤具有良好疗效，症状轻者，可立即缓解症状、即时治愈。

病因病机

本病病位在腰。多由于运动失度、持重不当、不慎跌仆等原因，致腰部牵拉或扭转过度，而引起经筋、络脉及关节损伤，以致局部经气运行受阻、气血瘀滞，不通则痛。本病病性多为实证。

治疗

处方（图 8-37）

主穴：神门、皮质下、肾、腰骶椎（一侧腰痛取对侧耳穴，两侧腰痛取双侧耳穴）。

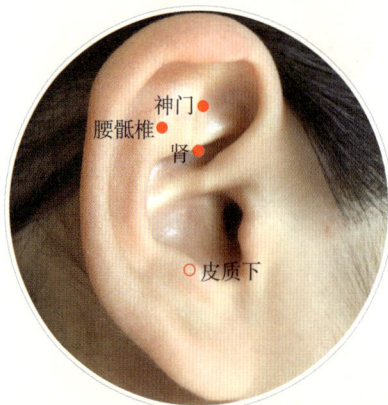

神门：在三角窝后 1/3 的上部，即三角窝 4 区。

皮质下：在对耳屏内侧面，即对耳屏 4 区。

肾：在对耳轮下脚下方后部，即耳甲 10 区。

腰骶椎：在腹区后方，即对耳轮 9 区。

图 8-37 急性腰扭伤耳穴定位示意图

○ 操作

急性腰扭伤宜用毫针刺法快速治疗。毫针浅刺后，施捻转泻法中度刺激，同时嘱患者缓慢活动受伤的腰部，后留针 30 分钟。留针期间，可每隔 5 分钟行针 1 次，以增加刺激量。但此法需寻求专业针灸医师进行治疗。或可嘱患者自行选取耳穴，用王不留行贴压，每日按压 3~5 次，隔日换贴，中病即止。

老年性膝关节炎

概述

老年性膝关节炎又称退行性膝关节炎、增生性膝关节炎，属于膝关节的退行性病变。其多发于 50 岁以上的中老年人，且以女性多见。主要临床表现为膝关节的疼痛、僵硬、活动障碍等。本病在中医学中可归属于"痹证"范畴。

耳针疗法可缓解膝关节的疼痛等症状，但建议通过影像学检查明确病理改变，并配合多种疗法综合治疗。

病因病机

本病病位在膝关节局部。病因或为年老体弱、肝血亏虚、肾精不足；或因外受风寒湿邪；或因经受外伤、久劳虚损，终致气血不能濡养膝关节局部，日久发为本病。

治疗

○ 处方（图 8-38）

主穴：膝、肾、肾上腺、内分泌。

配穴： 气血不能濡养筋脉者加肝、脾。

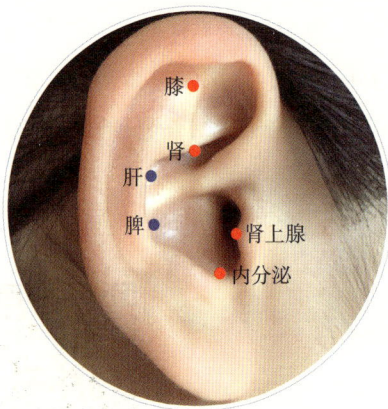

膝： 在对耳轮上脚中 1/3 处，即对耳轮 4 区。

肾： 在对耳轮下脚下方后部，即耳甲 10 区。

肾上腺： 在耳屏游离缘下部尖端，即耳屏 2 区后缘处。

内分泌： 在屏间切迹内，耳甲腔的底部，即耳甲 18 区。

肝： 在耳甲艇的后下部，即耳甲 12 区。

脾： 在 BD 线下方，耳甲腔的后上部，即耳甲 13 区。

操作

取一侧耳穴及相应配穴，用王不留行贴压，嘱患者每日自行按压 3~5 次，以出现酸、麻、胀、发热感为度，隔日换取对侧耳穴，两耳交替，贴 10 次为一个疗程。

妇科与儿科疾病

第一节　妇科疾病

原发性痛经

概述

　　痛经，又称"经行腹痛"，是指妇女在经期或经期前后，出现以周期性小腹疼痛为主症，或伴有其他不适，以致影响工作及生活的一种临床常见病。而原发性痛经，又称功能性痛经，是指经过妇科 B 超或其他检查，排除因明显的生殖器官器质性病变的痛经。痛经发作时，其疼痛可从小腹连及腰骶，放射至肛门或两侧股部；或可伴有腹泻、恶心、呕吐等症状；严重者可因疼痛而冷汗淋漓、面青肢冷，以至于晕厥。本病多发于未婚未育的青少年女性。

　　耳针疗法对于治疗原发性痛经具有显著的疗效，可明显缓解痛经发作时的各种不适症状，按月经周期坚持治疗，或可治愈。

病因病机

　　中医学认为本病病位在子宫、冲任二脉。其基本病机为冲任气血不调、胞宫失养，病性有虚实之分。实证者，或因外感风寒，致寒凝血瘀；或情志不调，肝郁气滞，致气滞血瘀；或感受寒湿或湿热之邪，客于胞宫，使胞宫气血运行不畅，均属"不通则痛"。虚证者，可因肝肾亏虚、气血虚弱，胞宫失于濡养，属"不荣则痛"。临床中，亦多见虚实夹杂证者。

治疗

处方（图 9-1）

主穴： 内生殖器、内分泌、皮质下、交感、神门、缘中、艇中。

配穴： 肝肾亏虚者加肝、肾；腹痛较剧者加腹、盆腔、艇角。

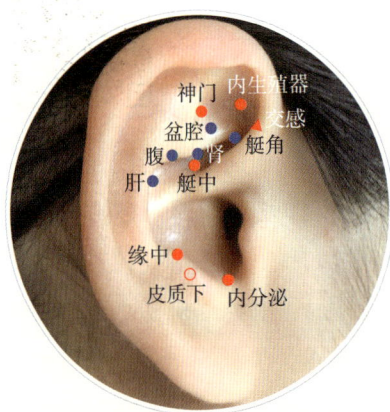

图 9-1 原发性痛经耳穴定位示意图

内生殖器：在三角窝前 1/3 的下部，即三角窝 2 区。

内分泌：在屏间切迹内，耳甲腔的底部，即耳甲 18 区。

皮质下：在对耳屏内侧面，即对耳屏 4 区。

交感：在对耳轮下脚前端与耳轮内缘交界处，即对耳轮 6 区前端。

神门：在三角窝后 1/3 的上部，即三角窝 4 区。

缘中：在对耳屏游离缘上，对屏尖穴与轮屏切迹之中点处，即对耳屏 2、3、4 区交点处。

艇中：在小肠区与肾区之间，即耳甲 6、10 区交界处。

肝：在耳甲艇的后下部，即耳甲 12 区。

肾：在对耳轮下脚下方后部，即耳甲 10 区。

腹：在对耳轮体前部上 2/5 处，即对耳轮 8 区。

盆腔：在三角窝后 1/3 的下部，即三角窝 5 区。

艇角：在对耳轮下脚下方前部，即耳甲 8 区。

操作

痛经发作时，取一侧主穴及随证选取相应配穴，用王不留行贴压，以中、重度强刺激，每穴按压 0.5~1 分钟，使穴位局部产生痛、热、胀感。后嘱患者每日自行按压 5~6 次，每次按压 1~2 分钟，隔日换取对侧耳穴，双耳交替，至痛经缓解 3 日后停止。待下次月经来潮前 5 日，再次进行耳穴贴压治疗，至月经来潮，若无痛经发作，则至经期结束，治疗即可停止。或可采用毫针刺法，中度刺激，留针 15~30 分钟，但需寻求专业针灸医师进行治疗。连续治疗 2~4 个月经周期，轻者可基本痊愈；未愈者可继续治疗。

功能性子宫出血

概述

功能性子宫出血，简称"功血"，是一种常见的妇科疾病，是指由于调节生殖的神经内分泌系统功能失常而引起的子宫出血，可分为无排卵型功血和排卵型功血。其中，无排卵型功血多见，约占功血的 80% 左右。此类功血多见于青春期和围绝经期的妇女，主要表现为月经周期紊乱，经期长短不一，出血量可多可少；或闭经数月后，出现大量不规则出血；或无规律的阴道出血。排卵型功血多见于生育期的妇女，可表现为月经先期，或经期延长且经量多，或排卵期出血。由于子宫的不规则出血而引发的贫血，是本病的主要症状之一。本病在中医学中，属于"崩漏"范畴。其中出血量多而暴下不止者，称为"崩中"；出血量少而淋漓不断者，称为"漏下"。因二者常交替出现，故合称"崩漏"。

耳针疗法治疗功能性子宫出血具有一定的疗效，但在出血停止后仍需坚持治疗一段时间，以巩固疗效。

病因病机

中医学认为本病病位在冲任二脉及肝、脾、肾三脏。基本病机为冲任损伤，不能固摄，以致经血从胞宫非时妄行。发病可因素体阳盛，外感热邪，过食辛辣，致热伤冲任、迫血妄行；或情志不调，肝郁气滞，气滞血瘀，致血不归经；或忧思伤脾，脾气虚弱，统摄无权，而致冲任不固；或肾阳亏虚，失于封藏；或肾阴不足，虚火妄动。临床中，常多种病因夹杂并见，且出血期多以标实为主，血止后多以本虚为主。

治疗

处方（图 9-2）

主穴： 内分泌、内生殖器、肝、脾、肾。

配穴： 情志不调，肝郁气滞者加肾上腺、神门；脾气虚弱，统摄无权者加屏尖、盆腔、腹、缘中。

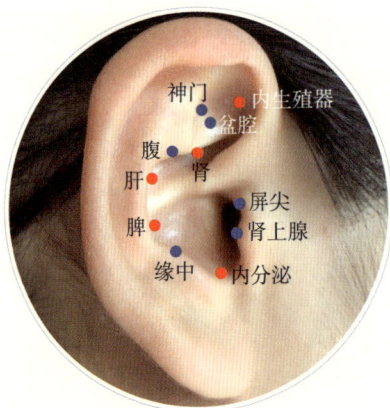

内分泌： 在屏间切迹内，耳甲腔的底部，即耳甲 18 区。

内生殖器： 在三角窝前 1/3 的下部，即三角窝 2 区。

肝： 在耳甲艇的后下部，即耳甲 12 区。

脾： 在 BD 线下方，耳甲腔的后上部，即耳甲 13 区。

肾： 在对耳轮下脚下方后部，即耳甲 10 区。

肾上腺： 在耳屏游离缘下部尖端，即耳屏 2 区后缘处。

图 9-2 功能性子宫出血耳穴定位示意图

神门：在三角窝后 1/3 的上部，即三角窝 4 区。

屏尖：在耳屏游离缘上部尖端，即耳屏 1 区后缘处。

盆腔：在三角窝后 1/3 的下部，即三角窝 5 区。

腹：在对耳轮体前部上 2/5 处，即对耳轮 8 区。

缘中：在对耳屏游离缘上，对屏尖穴与轮屏切迹之中点处，即对耳屏 2、3、4 区交点处。

○ 操作

大量出血或持续出血期，宜采用点刺出血法或毫针刺法强刺激。点刺出血法，可每次取 2~3 穴，点刺后使每穴出血 0.1 毫升；或可采用毫针刺法，亦选用 2~3 穴，中、重度刺激，后留针 1~2 小时，期间可间歇行针，以增加刺激量。每日治疗 1~2 次，双耳交替，至血量减少或出血停止后，可采用耳穴贴压法。耳穴贴压法，可取一侧主穴及随证选取相应配穴，用王不留行贴压，嘱患者每日自行按压多次，刺激手法宜强，隔日换取对侧耳穴，双耳交替，贴 10 次为一个疗程。但本病治疗时间宜长，可坚持治疗 2~3 个月以观察月经周期的变化，当出现规律的月经周期后，治疗即可停止。

围绝经期综合证

(概)(述)

围绝经期综合征，主要表现为围绕月经紊乱或绝经而出现明显的不适症状，如烦躁易怒、烘热汗出、五心烦热、潮热盗汗、心悸失眠、眩晕耳鸣、腰膝酸软等，甚至出现情绪抑郁等精神症状，如忧郁孤僻、多疑妄想等，严重时可出现类似精神分裂症症状。中医学中，将这一时期出现的各种症状，统称为"绝经前后诸证"。

耳针疗法治疗围绝经期综合征效果良好，能够使症状很快得以控制，并缩短病程。治疗同时，宜嘱患者注意休息，保持乐观情绪。

病因病机

中医学认为本病病位在肾，且与心、肝、脾相关。《素问·上古天真论篇》中讲女子"七七任脉虚，太冲脉衰少，天癸竭。地道不通，故形坏而无子也。"指明了本病病因为天癸穷竭、肾阴阳失调。具体可分为肾阴亏虚，不能上济心火，而致心肾不交；或精亏生血乏源，而致肝肾阴虚，肝阳上亢；或肾阳虚衰，不暖脾土，而致脾肾阳虚；或肾阴阳俱虚。本病以虚证多见，且以肾阴虚者居多，亦有兼夹气滞、血瘀、痰湿等实证者，但亦是本虚标实证。

治疗

处方（图 9-3）

主穴：内分泌、内生殖器、肾、神门、皮质下、脑干、屏尖。

配穴：烦躁易怒者加肝；心悸失眠者加心、枕；五心烦热、汗出甚者加交感；情志抑郁者加耳尖。

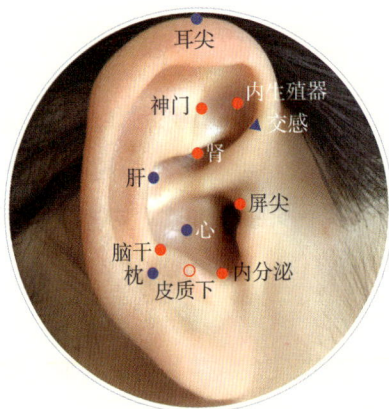

图9-3 围绝经期综合征耳穴定位示意图

内分泌：在屏间切迹内，耳甲腔的底部，即耳甲 18 区。

内生殖器：在三角窝前 1/3 的下部，即三角窝 2 区。

肾：在对耳轮下脚下方后部，即耳甲 10 区。

神门：在三角窝后 1/3 的上部，即三角窝 4 区。

皮质下：在对耳屏内侧面，即对耳屏 4 区。

脑干：在轮屏切迹处，即对耳屏 3、4 区之间。

屏尖：在耳屏游离缘上部尖端，即耳屏 1 区后缘处。

肝：在耳甲艇的后下部，即耳甲 12 区。

心：在耳甲腔中心最凹陷处，即耳甲 15 区。

枕：在对耳屏外侧面的后部，即对耳屏 3 区。

交感：在对耳轮下脚前端与耳轮内缘交界处，即对耳轮 6 区前端。

耳尖：在耳廓向前对折的上部尖端处，即耳轮 6、7 区交界处。

○ 操作

（1）取一侧耳穴及随证选取相应配穴，用王不留行贴压，嘱患者每日自行按压 3~5 次，每次每穴按压 20 秒，手法不宜过重，以使耳廓发红、发热为度。隔日换取对侧耳穴，两耳交替，贴 15 次为一个疗程。病情严重者可耳尖刺血，或采用毫针刺法，但均需寻求专业针灸医师治疗。

（2）耳尖刺血法：操作前应按摩耳廓使其充血，严格消毒放血部位，术者一手捏住耳尖部，另一手用放血针迅速向耳尖刺进 0.1~0.2cm，挤出鲜血 5~10 滴，术后用无菌干棉签按压，不应按揉，以防皮下出血。一般双耳取穴，2~3 天 1 次。

盆腔炎

(概)(述)

盆腔炎是指女性的内生殖器及周围的结缔组织、盆腔腹膜发生的炎症，是生育期妇女的常见病。盆腔的炎症可局限于一个部位，亦可同时累及多个部位，最常见的为输卵管炎和输卵管卵巢炎。本病可分为急性和慢性两类。急性盆腔炎多起病急、病势重、病情进展迅速，若急性盆腔炎未得到彻底治疗，迁延不愈则可转为慢性盆腔炎，而慢性盆腔炎往往反复发作，缠绵不愈。盆腔炎可根据主要表现症状的不同，分别归属于中医学的"带下病""癥瘕"等病证中。

耳针疗法治疗盆腔炎有一定的疗效，尤其对于慢性盆腔炎效果较好。急性盆腔炎，不可仅凭单一的耳针疗法治疗，还需配合药物以综合治疗，防止转为慢性盆腔炎。

病因病机

本病的病位主要在肝、脾、肾三脏。多因机体正气不足或肝肾亏虚，感受湿热、热毒之邪，蓄于下焦，发为本病。故急性盆腔炎，多见热毒炽盛或湿热瘀阻证。若邪气未能及时清除，则日久影响气血运行，而成气滞血瘀证；或邪气伤正，久则耗伤人体正气，而成气虚血瘀证；或湿热之邪未净，仍遗留湿热蕴结证；或湿热之邪寒化，则成寒湿凝滞证。

治疗

处方（图9-4）

主穴：盆腔、内分泌、内生殖器、肾上腺、腹、交感、皮质下。

配穴：急性盆腔炎加神门；慢性盆腔炎加三焦、肝、肾。

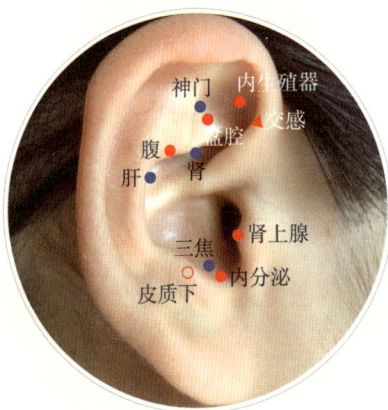

图 9-4　盆腔炎耳穴定位示意图

盆腔：在三角窝后1/3的下部，即三角窝5区。

内分泌：在屏间切迹内，耳甲腔的底部，即耳甲18区。

内生殖器：在三角窝前1/3的下部，即三角窝2区。

肾上腺：在耳屏游离缘下部尖端，即耳屏2区后缘处。

腹：在对耳轮体前部上2/5处，即对耳轮8区。

交感：在对耳轮下脚前端与耳轮内缘交界处，即对耳轮6区前端。

皮质下：在对耳屏内侧面，即对耳屏4区。

神门：在三角窝后1/3的上部，即三角窝4区。

三焦：在外耳门后下，肺与内分泌之间，即耳甲17区。

肝：在耳甲艇的后下部，即耳甲12区。

肾：在对耳轮下脚下方后部，即耳甲10区。

○ **操作**

取一侧耳穴及随证选取相应配穴。急性盆腔炎宜采用毫针刺法，中度刺激，留针 20~30 分钟。若为慢性盆腔炎，宜采用王不留行贴压，嘱患者每日自行按压 3~4 次，每次按压 5~6 分钟，以产生酸、胀、痛感为度。隔日换取对侧耳穴，贴 10 次为一个疗程。

第二节　儿科疾病

小儿呕吐

概述

小儿呕吐是指小儿所食之乳食由胃中上逆、经口而出的一种常见临床症状。本症夏季多发，对象为婴幼儿。呕吐前，患儿可表现为腹部不适，拒绝进食、饮水；呕吐时，胃中的乳食水液上涌、经口而出。若呕吐严重，患儿可出现饮食难进、精神萎靡、唇红口干、少尿等症状；更严重者呼吸困难、深长，出现类似酸中毒的症状。呕吐可以是机体的一种自我保护功能，可为独立的症状，也可以是原发病的伴随症状，其主要见于消化系统疾病，但亦可见于婴幼儿急腹症、急性传染病、颅脑疾病、药物中毒等。故家长应特别谨慎，一旦孩子发生严重的呕吐症状，应及时就医，以明确病因，以免贻误病情。

耳针疗法对于单纯性因消化道功能紊乱而引起的呕吐，具有较好的效果，具有和胃降逆止呕的功效。

病因病机

本病病位在胃，且与肝、脾密切相关。其病因主要包括乳食伤胃、胃中积热、脾胃虚寒、肝气犯胃。另外，蛔虫内扰、痰饮壅盛也可导致呕吐。其基本病机是胃气上逆。

治疗

处方（图 9-5）

主穴：脾、胃、大肠、小肠、肝、交感、皮质下、神门。

配穴：大便不调者加三焦；外感风寒者加肺。

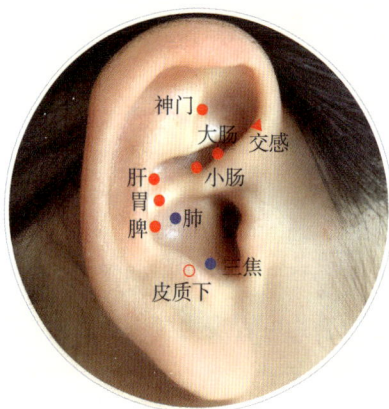

图9-5　小儿呕吐耳穴定位示意图

脾：在 BD 线下方，耳甲腔的后上部，即耳甲 13 区。

胃：在耳轮脚消失处，即耳甲 4 区。

大肠：在耳轮脚及部分耳轮与 AB 线之间的前 1/3 处，即耳甲 7 区。

小肠：在耳轮脚及部分耳轮与 AB 线之间的中 1/3 处，即耳甲 6 区。

肝：在耳甲艇的后下部，即耳甲 12 区。

交感：在对耳轮下脚前端与耳轮内缘交界处，即对耳轮 6 区前端。

皮质下：在对耳屏内侧面，即对耳屏 4 区。

神门：在三角窝后 1/3 的上部，即三角窝 4 区。

三焦：在外耳门后下，肺与内分泌之间，即耳甲 17 区。

肺：在心、气管区周围处，即耳甲 14 区。

操作

取一侧 2~3 个主穴及相应配穴，宜采用毫针刺法，强刺激，留针 15 分钟，每日 1 次，但需寻求专业针灸医师进行治疗。或嘱其家长用王不留行贴压，采用点压法或按摩手法刺激，坚持每日自行按压 3~4 次，每穴按压 1~3 分钟，以出现酸胀感为宜。每隔 2~3 日换取对侧耳穴，两耳交替，中病即止。

婴幼儿腹泻

概述

腹泻是由于脾胃功能失调，导致以大便次数增多，粪质稀薄甚至如水样为特征的病症。本病是婴幼儿的常见病，一般以夏秋季节及 2 岁以下小儿发病率高。发生腹泻时，亦可伴有恶心、呕吐、腹痛、腹胀等症。轻者仅表现为大便次数增多，每日数次至十数次，粪便内可见到未消化的食物或奶块，量不多但有酸味，一般 3~7 日可痊愈。重者，大便次数可达数十次，便质呈水样或蛋花汤样，且有腥臭味。若兼见小便短少、高热烦渴、神疲萎靡、囟门塌陷、欲哭无泪等症状，则为严重脱水的表现；若出现口唇呈樱桃红色、呼吸深长等症状，即为酸碱平衡失调和电解质紊乱的表现。本病属于中医学"泄泻"的范畴。

耳针疗法可调理肠道运化功能，治疗婴幼儿腹泻一般具有较好的疗效。但因频繁腹泻而出现严重脱水及酸碱平衡失调和电解质紊乱者，应及时寻求西医补液疗法综合治疗。

病因病机

中医学认为本病病位主要在脾胃。其发病或因感受外邪，或因伤于饮食，而致脾胃虚弱，则胃不能腐熟水谷精微而反成为积滞，脾不能运化水液而反成为湿邪。积滞或湿邪化为污浊，下降大肠而成泄泻。若泄泻日久不愈者，则耗损肾阳，而成脾肾阳虚证。

治疗

处方（图 9-6）

主穴：脾、胃、小肠、大肠、神门、交感、腹。

配穴：腹胀者加艇中；发热者加耳尖放血；体虚者加肾。

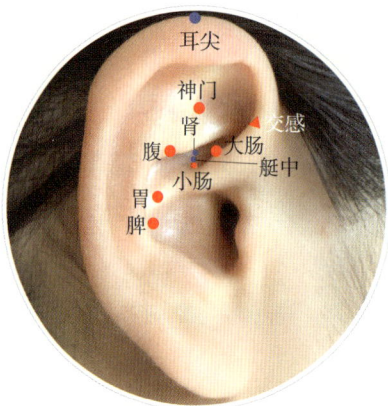

图9-6　婴幼儿腹泻耳穴定位示意图

脾：在 BD 线下方，耳甲腔的后上部，即耳甲 13 区。

胃：在耳轮脚消失处，即耳甲 4 区。

小肠：在耳轮脚及部分耳轮与 AB 线之间的中 1/3 处，即耳甲 6 区。

大肠：在耳轮脚及部分耳轮与 AB 线之间的前 1/3 处，即耳甲 7 区。

神门：在三角窝后 1/3 的上部，即三角窝 4 区。

交感：在对耳轮下脚前端与耳轮内缘交界处，即对耳轮 6 区前端。

腹：在对耳轮体前部上 2/5 处，即对耳轮 8 区。

艇中：在小肠区与肾区之间，即耳甲 6、10 区交界处。

耳尖：在耳廓向前对折的上部尖端处，即耳轮 6、7 区交界处。

肾：在对耳轮下脚下方后部，即耳甲 10 区。

◎ 操作

（1）取一侧主穴及随证选取相应配穴，嘱其家长用王不留行贴压，采用点压法或按摩手法刺激，坚持每日自行按压 2~3 次，每穴按压 1~3 分钟，以出现酸胀感，且以患儿能承受为度。隔日换取对侧耳穴，两耳交替，中病即止。或可采用毫针刺法，但需寻求专业针灸医师进行治疗。

（2）耳尖放血法：操作前应按摩耳廓使其充血，严格消毒放血部位，术者一手捏住耳尖部，另一手用放血针迅速向施术部位刺进 0.1~0.2cm，挤出鲜血 10~20 滴，术后用无菌干棉签按压，不应按揉，以防皮下出血。一般双耳取穴。

小儿遗尿

概述

遗尿，又称尿床，是指 3 岁以上小儿，夜间仍不能自主控制排尿，经常在睡中小便自遗、醒后方知的一种病症。本病多见于男孩，且多有家族遗传史。一般预后良好，多数患者常可自愈；若通过西医学的腰骶部 X 线影像学检查，发现隐性脊柱裂者，则遗尿预后不良。

耳针疗法对一般的小儿遗尿症具有一定的优势，且治疗无痛苦、安全无副作用，易于被患儿接受。同时在治疗期间，需注意培养患儿的良好排尿习惯，鼓励其治愈疾病的信心。

病因病机

中医学认为本病的病位在膀胱和肾。其发病多因先天禀赋不足、肾气亏虚，或肺脾气虚，或心肾不交，或肝经郁热等原因，加之膀胱虚寒、封藏失司而致。另外，亦有因病后体虚，或长期的不良排尿习惯而致者。

治疗

处方（图 9-7）

主穴：肾、膀胱、尿道、神门、皮质下、肺。

配穴：神疲乏力、纳呆者加脾；夜间惊惕不安者加肝。

肾：在对耳轮下脚下方后部，即耳甲 10 区。

膀胱：在对耳轮下脚下方中部，即耳甲 9 区。

尿道：在直肠上方的耳轮处，即耳轮 3 区。

神门：在三角窝后 1/3 的上部，即三角窝 4 区。

皮质下：在对耳屏内侧面，即对耳屏 4 区。

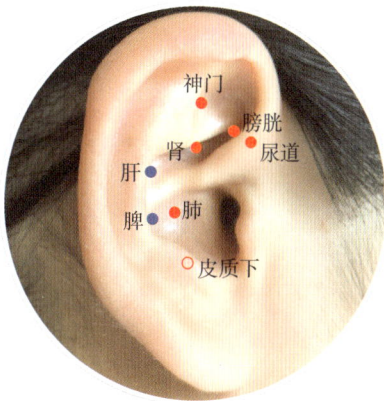

图 9-7　小儿遗尿耳穴定位示意图

肺：在心、气管区周围处，即耳甲 14 区。

脾：在 BD 线下方，耳甲腔的后上部，即耳甲 13 区。

肝：在耳甲艇的后下部，即耳甲 12 区。

操作

取一侧主穴并随证选取相应配穴，用王不留行贴压，嘱家长或患儿坚持每日自行按压 3~4 次，采用点压法或按摩手法弱刺激，每穴按压 20 次，以出现酸胀感为宜。每隔 2~3 日换取对侧耳穴，两耳交替，贴 10 次为一个疗程。休息 5~7 天后，可继续下一个疗程。

小儿消化不良

概述

小儿消化不良，为儿科常见病。其主要表现症状有脘腹胀满、不适，腹痛、恶心呕吐、嗳气反酸、早饱、不思饮食等，或可兼见大便溏薄或秘结。上述症状可同时出现多种，或只表现为一种。一般各年龄均可发病，但以婴幼儿为多见；四季均可发生，但以暑湿之气最盛的夏秋季节发病率较高。一般预后良好，但易反复发作。中医学称本病为"积滞"，取"食积不化，气滞不行"之意。

运用耳针疗法治疗小儿消化不良，既方便又安全、无痛苦，使小儿易于接受。治疗期间，家长需注意培养患儿的健康、正确的饮食习惯。

病因病机

本病病位主要在脾胃。发病原因为饮食不洁，或过食肥甘的饮食不节，导致脾胃功能受损，胃不腐熟、脾不运化，食滞中脘，气机升降不调而成积滞。

治疗

○ **处方**（图 9-8）

　　主穴：脾、胃、大肠、小肠、皮质下、交感。

　　配穴：睡眠不佳者加神门、枕；大便不调者加三焦。

　　脾：在 BD 线下方，耳甲腔的后上部，即耳甲 13 区。

　　胃：在耳轮脚消失处，即耳甲 4 区。

　　大肠：在耳轮脚及部分耳轮与 AB 线之间的前 1/3 处，即耳甲 7 区。

　　小肠：在耳轮脚及部分耳轮与 AB 线之间的中 1/3 处，即耳甲 6 区。

　　皮质下：在对耳屏内侧面，即对耳屏 4 区。

　　交感：在对耳轮下脚前端与耳轮内缘交界处，即对耳轮 6 区前端。

　　神门：在三角窝后 1/3 的上部，即三角窝 4 区。

　　枕：在对耳屏外侧面的后部，即对耳屏 3 区。

　　三焦：在外耳门后下，肺与内分泌之间，即耳甲 17 区。

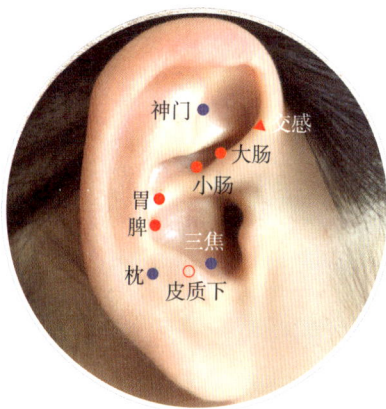

图 9-8　小儿消化不良耳穴定位示意图

○ **操作**

　　取一侧 2~3 主穴并随证选取相应配穴，用王不留行贴压，嘱家长或患儿坚持每日自行按压 4~5 次，每穴按压 1~3 分钟，采用点压法或按摩手法弱刺激，以按压至耳廓轻度发红为宜。隔 2 日换取对侧耳穴，两耳交替，贴 5 次为一个疗程。休息 5~7 天后，叮继续下一个疗程。

第十章 五官科与皮肤科疾病

第一节 五官科疾病

近 视

概 述

近视是指在无调节状态下，平行光线通过眼的屈光系统折射后，焦点落在视网膜之前的一种屈光状态，在视网膜上则成像不清楚。临床按屈光成分可分为屈光性近视、轴性近视、混合性近视三类；按照近视程度分类可分为轻度近视、中度近视、高度近视。本病属于中医学"能近怯远症"范畴。

耳针疗法对于纠正视力具有良好的效果。需要长期坚持治疗。高度近视患者应与其他疗法配合应用。

病因病机

近视病位在目，与心、肝、脾、肾关系密切。主要与学习工作用眼过度、先天遗传有关。本病病机多为肝肾阴虚，精血不能上布濡目；心阳不足，气血运行无力，目窍失养，神光不能发越于远处；脾虚气弱，目窍失于水谷精微濡养，故不能视远。

治疗

处方（图 10-1）

主穴：眼、屏间前。

配穴：肝肾阴虚者加肝、肾；心阳不足者加心；脾虚气弱者加脾。

眼：在耳垂正面中央部，即耳垂 5 区。

屏间前：在屏间切迹前方耳屏最下部，即耳屏 2 区下缘处。

肝：在耳甲艇的后下部，即耳甲 12 区。

肾：在对耳轮下脚下方后部，即耳甲 10 区。

心：在耳甲腔中心最凹陷处，即耳甲 15 区。

脾：在 BD 线下方，耳甲腔的后上部，即耳甲 13 区。

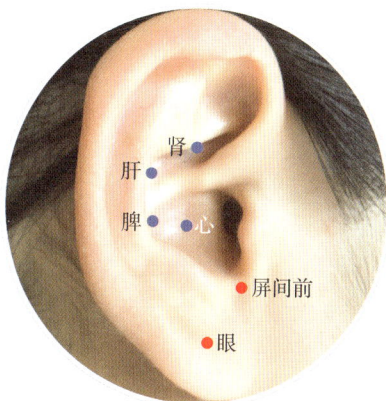

图 10-1　近视耳穴定位示意图

操作

取一侧主穴和随证选取相应配穴以及相应敏感点进行按摩治疗，或以王不留行或磁珠进行耳穴压丸，胶布固定，嘱患者每日自行按压数次，以出现酸胀感为度。每次贴压一侧耳穴，2~3 天一换，两耳交替操作。贴 10 次为一个疗程，间隔 3~5 日，可开始下一个疗程。或可采用毫针刺法、埋针法等，但需寻求专业针灸医师进行治疗。

急性结膜炎

概述

急性结膜炎是细菌感染所致的一种常见的传染性眼病，俗称"红眼病"。

其主要特征为结膜充血、有黏液或脓性分泌物、眼睑肿胀。一般来说，发病后 3~4 日，病情达到顶峰，随即逐渐减轻，约 10~14 日即可痊愈。好发于春夏季节。潜伏期短，发病急，易在学校、工厂等人群密集场所暴发流行。本病属于中医学"天行赤眼"范畴。

耳针疗法治疗急性结膜炎具有一定的效果。如果病情严重，应与清热解毒的眼药水配合使用。

病因病机

本病病位在目，与肝、胆、脾、胃关系密切。多是外感疫疬之气或内热阳盛之人外感风热之邪，风热相搏交攻于目而发病。

治疗

处方（图 10-2）

主穴：耳尖、眼、屏间前。

配穴：外感风热加肺；肝胆郁热加肝。

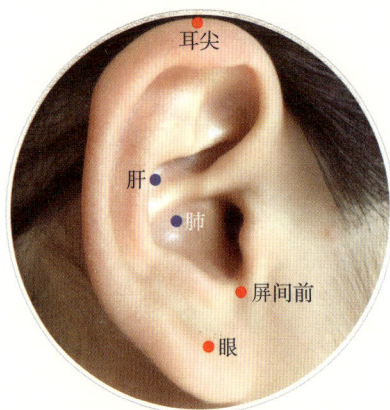

耳尖：在耳廓向前对折的上部尖端处，即耳轮 6、7 区交界处。

眼：在耳垂正面中央部，即耳垂 5 区。

屏间前：在屏间切迹前方耳屏最下部，即耳屏 2 区下缘处。

肺：在心、气管区周围处，即耳甲 14 区。

肝：在耳甲艇的后下部，即耳甲 12 区。

图 10-2　急性结膜炎耳穴定位示意图

○ 操作

（1）取一侧主穴和随证选取相应配穴以及相应敏感点进行按摩治疗，或以王不留行或磁珠进行耳穴压丸，胶布固定，嘱患者每日自行按压数次，以出现酸胀感为度。每次贴压一侧耳穴，2~3天一换，两耳交替操作。贴10次为一个疗程，间隔3~5日，可开始下一个疗程。或可采用毫针刺法、埋针法、高热者或可点刺耳尖放血等，但需寻求专业针灸医师进行治疗。

（2）耳尖放血法：操作前应按摩耳廓使其充血，严格消毒放血部位，术者一手捏住耳尖部，另一手用放血针迅速向施术部位刺进0.1~0.2cm，挤出鲜血10~20滴，术后用无菌干棉签按压，不应按揉，以防皮下出血。一般双耳取穴。

麦粒肿

概 述

麦粒肿是细菌侵入眼睑腺体而导致的急性化脓性炎症，俗称"针眼"。有内外之分，睫毛毛囊或其附属腺体浅表部位发炎称为外麦粒肿，睑板腺的急性化脓性炎症则称为内麦粒肿。本病主要临床表现为眼睑微痒不适，皮肤局限性红肿、疼痛，扪之有硬结、压痛，脓成破溃后诸症减轻消退。严重者可扩大成眼睑蜂窝织炎或眼睑脓肿。上下眼睑均可发病，但常见于上眼睑。发病人群主要为青少年。本病属于中医学"土疳"的范畴。

耳针疗法治疗本病具有显著的疗效，尤其是耳尖放血，缓解病情快，明显缩短病程，减轻病人痛苦，越来越受到人们的重视。

病因病机

本病病位在目，与肝、脾、胃关系密切。多是湿热上升或兼夹外感风邪，风热相搏上攻胞睑所致。

治疗

处方（图10-3）

主穴：耳尖、眼、屏间前。

配穴：外感风热者加肺；脾胃湿热盛加脾、胃；肝火旺者加肝。

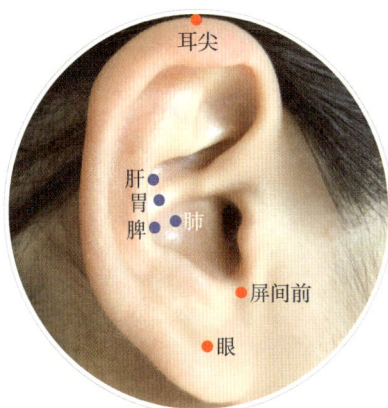

图10-3　麦粒肿耳穴定位示意图

耳尖：在耳廓向前对折的上部尖端处，即耳轮6、7区交界处。

眼：在耳垂正面中央部，即耳垂5区。

屏间前：在屏间切迹前方耳屏最下部，即耳屏2区下缘处。

肺：在心、气管区周围处，即耳甲14区。

脾：在BD线下方，耳甲腔的后上部，即耳甲13区。

胃：在耳轮脚消失处，即耳甲4区。

肝：在耳甲艇的后下部，即耳甲12区。

操作

（1）选取主穴，辨证选配穴以及相应敏感点进行按摩治疗，或以王不留行或磁珠进行耳穴压丸，胶布固定，嘱患者每日自行按压数次，以出现酸胀感为度。每次贴压一侧耳穴，2~3天一换，两耳交替操作。贴10次为一个疗程，间隔3~5日，可开始下一个疗程。或可采用毫针刺法、埋针法等，高热者或可点刺耳尖放血，但需寻求专业针灸医师进行治疗。

（2）耳尖放血法：操作前应按摩耳廓使其充血，严格消毒放血部位，术者一手捏住耳尖部，另一手用放血针迅速向施术部位刺进0.1~0.2cm，挤出鲜血10~20滴，术后用无菌干棉签按压，不应按揉，以防皮下出血。一般双耳取穴。

过敏性鼻炎

概述

过敏性鼻炎是指机体对某些过敏原敏感性增高而出现以鼻腔黏膜病变为主的非感染性炎性疾病，又称变态反应性鼻炎，临床较为常见。典型症状主要是阵发性喷嚏、清水样鼻涕、鼻塞和鼻痒，部分患者伴有嗅觉减退。本病临床常分为常年性变应性鼻炎和季节性变应性鼻炎，后者又称为"花粉症"。虽然变应性鼻炎不是一种严重疾病，但反复发作，缠绵难愈，影响患者的日常生活、学习以及工作效率，并且造成经济上的沉重负担。严重者可诱发支气管哮喘、鼻窦炎、鼻息肉等。本病属于中医学"鼻鼽"范畴。

耳针疗法治疗过敏性鼻炎具有一定优势，操作简单，效果明显，适合长时间坚持治疗。

病因病机

本病病位在鼻，与肺、脾、肾关系密切。外因多是由于风热、风寒之邪外侵，上犯鼻窍，内因多是由于脏腑功能失调，脾肺虚弱，宣降失常，清窍不利而发病。

治疗

○ 处方（图 10-4）

主穴：外鼻、肺、内分泌。

配穴：体质虚弱者加脾、肾；头痛者加额。

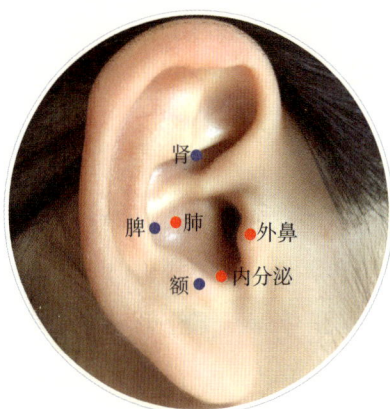

外鼻：在耳屏外侧面的中部，即耳屏1、2区之间。

肺：在心、气管区周围处，即耳甲14区。

内分泌：在屏间切迹内，耳甲腔的底部，即耳甲18区。

脾：在BD线下方，耳甲腔的后上部，即耳甲13区。

肾：在对耳轮下脚下方后部，即耳甲10区。

额：在对耳屏外侧面的前部，即对耳屏1区。

图 10-4　过敏性鼻炎耳穴定位示意图

操作

选取主穴及相应配穴进行按摩，手法由轻到重，每次3~5分钟，早、晚各一次。适合长期坚持治疗。或采用王不留行贴压，胶布固定，嘱患者每日自行按压数次，以出现酸胀感为度。每次贴压一侧耳穴，2~3天一换，两耳交替操作。贴10次为一个疗程，间隔3~5日，可开始下一个疗程。或可采用毫针刺法、埋针法等，但需寻求专业针灸医师进行治疗。

急性扁桃体炎

概述

急性扁桃体炎是扁桃体的一种非特异性急性炎症。它是一种常见的咽喉疾病。主要表现扁桃体单侧或双侧红肿疼痛、吞咽困难，可伴有恶寒发热、脉浮等症状。致病菌主要是乙型溶血链球菌、葡萄球菌、肺炎双球菌等。多见青少年和儿童。春秋两季气温变化时最多见。本病属于中医学"乳蛾"范畴。

耳针疗法治疗急性扁桃体炎具有良好的治疗效果，尤其是扁桃体、轮1~4等穴在临床上被广泛应用治疗本病。

病因病机

本病病位在咽喉，与肺、胃、肾关系密切。多是外感风热之邪、内有积热、阴虚火旺，内外热邪相搏上蒸咽喉而发病。

治疗

处方（图 10-5）

主穴：扁桃体、上屏、耳尖、轮 1~4。

配穴：外感风热者加肺；内有积热加胃；阴虚火旺加肾。

扁桃体：耳垂正面下部，即耳垂 7、8、9 区。

上屏：在耳屏内侧面的上 1/2 处，即耳屏 1 区。

耳尖：在耳廓向前对折的上部尖端处，即耳轮 6、7 区交界处。

轮 1：在耳轮结节下方的耳轮处，即耳轮 9 区。

轮 2：在轮 1 区下方的耳轮处，即耳轮 10 区。

轮 3：在轮 2 区下方的耳轮处，即耳轮 11 区。

轮 4：在轮 3 区下方的耳轮处，即耳轮 12 区。

肺：在心、气管区周围处，即耳甲 14 区。

胃：在耳轮脚消失处，即耳甲 4 区。

肾：在对耳轮下脚下方后部，即耳甲 10 区。

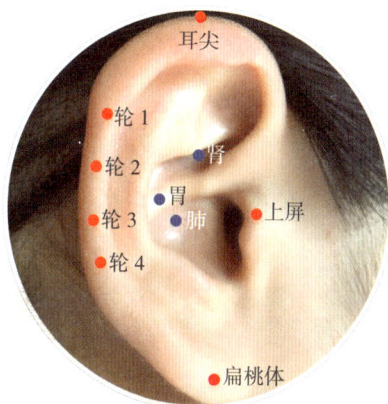

图 10-5　急性扁桃体炎耳穴定位示意图

操作

（1）选取主穴及相应配穴以及相应敏感点进行按摩治疗，或以王不留行或磁珠进行耳穴压丸，胶布固定，嘱患者每日自行按压数次，以出现酸胀感为度。每次贴压一侧耳穴，2~3 天一换，两耳交替操作。贴 10 次为一个疗程，间隔 3~5 日，可开始下一个疗程。或可采用毫针刺法、埋针法等，但需寻求专业针灸医师进行治疗。

（2）耳尖、轮 1~4 放血法：操作前应按摩耳廓，使其充血。严格消毒放血部位，术者一手捏住被操作部位，另一手用放血针迅速向施术部位刺进0.1~0.2cm，挤出鲜血数滴。术后用无菌干棉签按压，不应揉按，以防皮下出血。一般双耳取穴，3~5 天 1 次，10 次为一个疗程。

内耳性眩晕

概述

内耳性眩晕，是由于内耳膜迷路水肿而发病，又称梅尼埃病。临床主要表现为突发性眩晕、耳鸣 、耳聋或眼球震颤。常伴有胸闷、纳呆、恶心呕吐、心悸等症状。最常见的症状是患者睁眼时感觉房子或周围物体在转动，闭眼时则自觉身体在旋转，眩晕严重时可使病人突然倒地。有明显的发作期和间歇期。患者多数为中年人，无明显性别差异。本病属于中医学"耳眩晕"范畴。

耳针疗法治疗病程短的内耳性眩晕有一定的疗效，尤其是治疗胸闷、恶心呕吐、心悸等症状。病程较长的患者需要配合其他疗法治疗。

病因病机

本病病位在耳，与肝、脾、肾关系密切。多因髓海不足、肝阳上亢、痰浊中阻、脾气虚弱导致耳窍失于濡养而发病。多本虚标实，证型尤以脾肾之虚、肝阳上亢多见。

治疗

处方（图 10-6）

主穴：内耳、外耳、枕、颞。

配穴：肝肾不足者加肾、肝；痰浊中阻者加三焦；脾虚气弱者加脾。

内耳：在耳垂正面后中部，即耳垂 6 区。

外耳：在屏上切迹前方近耳轮部，即耳屏 1 区上缘。

枕：在对耳屏外侧面的后部，即对耳屏 3 区。

颞：在对耳屏外侧面的中部，即对耳屏 2 区。

肾：在对耳轮下脚下方后部，即耳甲 10 区。

肝：在耳甲艇的后下部，即耳甲 12 区。

三焦：在外耳门后下，肺与内分泌之间，即耳甲 17 区。

脾：在 BD 线下方，耳甲腔的后上部，即耳甲 13 区。

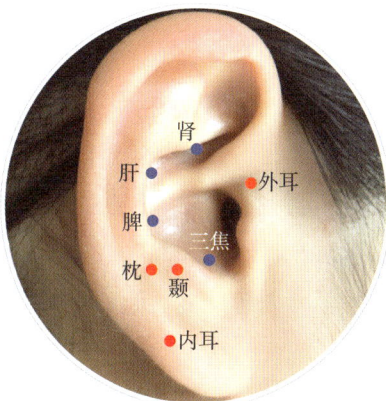

图 10-6 内耳性眩晕耳穴定位示意图

操作

取一侧主穴和随证选取相应配穴以及相应敏感点进行按摩治疗，或以王不留行或磁珠进行耳穴压丸，胶布固定。嘱患者每日自行按压数次，以出现酸胀感为度。每次贴压一侧耳穴，2~3 天一换，两耳交替操作。贴 10 次为一个疗程，间隔 3~5 日，可开始下一个疗程。或可采用毫针刺法、埋针法等，但需寻求专业针灸医师进行治疗。

慢性咽炎

概述

慢性咽炎是咽部黏膜、黏膜下组织及淋巴组织的弥漫性炎症。以咽部不适、异物感发痒或轻度疼痛、干咳、恶心、咽部充血呈暗红色为主要临床表现，一般全身症状不明显。慢性咽炎患者，因咽分泌物增多，故常有清嗓动作，吐白色痰液。有时病程很长，症状顽固，不易治愈。临床分为慢性单纯性咽炎、慢性肥厚性咽炎、萎缩性咽炎。西医学认为本病与气候及地域环境变化、职业因素、过敏因素关系密切。本病属于中医学"喉痹""梅核气"范畴。

耳针疗法治疗慢性咽炎具有较好的疗效，无副作用，操作简单，逐渐被患者所接受。

病因病机

本病病位在喉，与肺、肾关系密切。多是肺脏阴虚、津液不能上输以滋润咽喉；或肾脏阴虚，咽喉失养，虚火内生，上扰咽喉所致。本病实证多属热毒实火而起，虚证多由虚火而起。

治疗

处方（图 10-7）

主穴：扁桃体、肺、肾、屏尖。

配穴：咳嗽者加气管；咽痒者加对屏尖。

扁桃体：耳垂正面下部，即耳垂 7、8、9 区。
肺：在心、气管区周围处，即耳甲 14 区。
肾：在对耳轮下脚下方后部，即耳甲 10 区。

屏尖：在耳屏游离缘上部尖端，即耳屏1区后缘处。

气管：在心区与外耳门之间，即耳甲16区。

对屏尖：在对耳屏游离缘尖端，即对耳屏1、2、4区交点处。

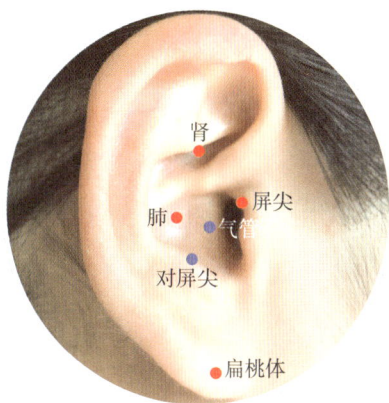

图 10-7　慢性咽炎耳穴定位示意图

操作

取一侧主穴和随证选取相应配穴以及相应敏感点进行按摩治疗，或以王不留行或磁珠进行耳穴压丸，胶布固定，嘱患者每日自行按压数次，以出现酸胀感为度。每次贴压一侧耳穴，2~3天一换，两耳交替操作。贴10次为一个疗程，间隔3~5日，可开始下一个疗程。或可采用毫针刺法、埋针法等，但需寻求专业针灸医师进行治疗。

慢性唇炎

概述

慢性唇炎是以唇黏膜肿胀、痂皮、皲裂、糜烂、脱屑为主要临床表现的疾病，又称剥脱性唇炎、慢性非特异性唇炎。其症时轻时重，反复发作，日久不愈。寒冷、干燥季节易发，下唇为好发部位。发痒时患者不要用手揉搓唇、用牙咬唇，唇部出现脱屑时也不要用手撕扯屑皮，否则会使唇破溃裂口、出血渗出。继发感染后唇部充血肿胀明显，甚至影响唇部的活动。

病因病机

本病病位在唇，与脾、胃关系密切。多是因风火毒邪搏结于唇；或因过食辛辣厚味，脾胃湿热，熏灼唇部；或因脾经血燥生风而发病。或与寒冷、干燥、乐器吹奏等因素有关。

治疗

处方（图10-8）

主穴：口、胃、大肠、内分泌、心、肝、脾、神门。

配穴：脾胃湿热，熏灼唇部者加三焦、胰胆；热盛唇燥者加耳尖、耳迷根。

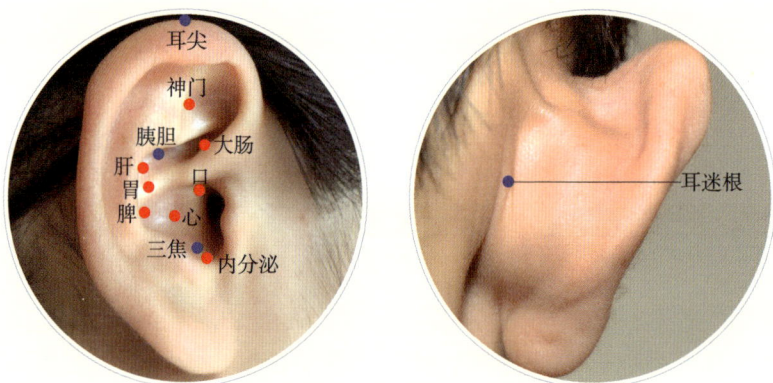

图10-8　慢性唇炎耳穴定位示意图

口：在耳轮脚下方前1/3处，即耳甲1区。

胃：在耳轮脚消失处，即耳甲4区。

大肠：在耳轮脚及部分耳轮与AB线之间的前1/3处，即耳甲7区。

内分泌：在屏间切迹内，耳甲腔的底部，即耳甲18区。

心：在耳甲腔中心最凹陷处，即耳甲15区。

肝：在耳甲艇的后下部，即耳甲 12 区。

脾：在 BD 线下方，耳甲腔的后上部，即耳甲 13 区。

神门：在三角窝后 1/3 的上部，即三角窝 4 区。

三焦：在外耳门后下，肺与内分泌之间，即耳甲 17 区。

胰胆：在耳甲艇的后上部，即耳甲 11 区。

耳尖：在耳廓向前对折的上部尖端处，即耳轮 6、7 区交界处。

耳迷根：在耳轮脚沟的耳根处。

操作

（1）取一侧主穴和随证选取相应配穴以及相应敏感点进行按摩治疗，或以王不留行籽或磁珠进行耳穴压丸，胶布固定，嘱患者每日自行按压数次，以出现酸胀感为度。每次贴压一侧耳穴，2~3 天一换，两耳交替操作。10 次为一个疗程，间隔 3~5 日，可开始下一个疗程。或可采用毫针刺法、埋针法等，但需寻求专业针灸医师进行治疗。

（2）耳尖放血法：操作前应按摩耳廓使其充血，严格消毒放血部位，术者一手捏住耳尖部，另一手用放血针迅速向耳尖刺进 0.1~0.2cm，挤出鲜血 5~10 滴，术后用无菌干棉签按压，不应按揉，以防皮下出血。一般双耳取穴，2~3 天 1 次。

酒渣鼻

概述

酒渣鼻是一种主要发生于鼻子及其周围的红斑和毛细血管扩张的慢性炎症性皮肤病，尤以鼻头及其两侧最为明显，又称红鼻头、酒渣鼻、玫瑰痤疮。患者多见鼻及面部出现大量的痤疮样丘疹、脓包，甚至结节，亦有鼻部正常，面部常有皮脂溢出、毛孔扩大者。男、女均可发病，但多见于青壮年。本病常反复发作，经久不愈，影响美观，患者苦不堪言。西医学认为，本病为毛囊虫所致，亦与家族遗传有关。

耳针疗法通过辨证治疗酒渣鼻有一定疗效，对于轻中度患者本疗法可以改善症状、缩短病程，病情严重者需与其他方法配合治疗。

病 因 病 机

本病病位在鼻，与肺、胃关系密切。多为肺经血热外蒸，又遇风寒外袭；或胃肠积热上熏；或嗜酒喜食辛辣之品，热毒积聚上熏于鼻而发病。

治疗

处方（图 10-9）

主穴：内分泌、外鼻、肺、脾、面颊、肾上腺。

配穴：热毒炽盛者加耳尖放血。

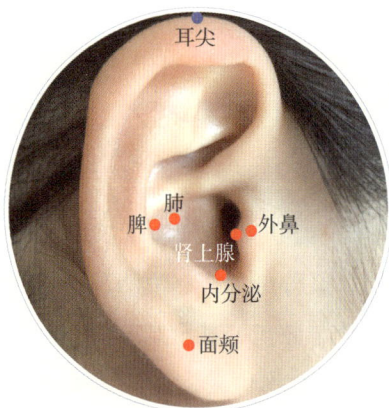

图 10-9　酒渣鼻耳穴定位示意图

内分泌：在屏间切迹内，耳甲腔的底部，即耳甲 18 区。

外鼻：在耳屏外侧面的中部，即耳屏 1、2 区之间。

肺：在心、气管区周围处，即耳甲 14 区。

脾：在 BD 线下方，耳甲腔的后上部，即耳甲 13 区。

面颊：在耳垂正面眼区与内耳区之间，即耳垂 5、6 区交界处。

肾上腺：在耳屏游离缘下部尖端，即耳屏 2 区后缘处。

耳尖：在耳廓向前对折的上部尖端处，即耳轮 6、7 区交界处。

○ 操作

（1）取一侧主穴和随证选取相应配穴以及相应敏感点进行按摩治疗，或以王不留行或磁珠进行耳穴压丸，胶布固定，嘱患者每日自行按压数次，以出现酸胀感为度。每次贴压一侧耳穴，2~3天一换，两耳交替操作。贴10次为一个疗程，间隔3~5日，可开始下一个疗程。或可采用毫针刺法、埋针法等，但需寻求专业针灸医师进行治疗。

（2）耳尖放血法：操作前应按摩耳廓使其充血，严格消毒放血部位，术者一手捏住耳尖部，另一手用放血针迅速向耳尖刺进0.1~0.2cm，挤出鲜血10~20滴，术后用无菌干棉签按压，不应按揉，以防皮下出血。一般双耳取穴。

第二节　皮肤科疾病

荨麻疹

概 述

荨麻疹是由于皮肤、黏膜小血管扩张及渗透性增加而出现的一种局限性水肿反应，俗称"风团疹"。临床上以局部皮肤出现鲜红色或苍白色风团、瘙痒、灼热，抓挠后风团增大、增多为表现，可伴有发热、腹痛等全身症状。病程在3个月以内者称为"急性荨麻疹"；疾病反复发作，迁延不愈，病程超过3个月者称为"慢性荨麻疹"。本病一年四季均可发生，但春季是高发期。本病属于中医学中"瘾疹""赤白游风"范畴。

耳针疗法治疗荨麻疹疗效显著，在辨证准确的情况下，可以立即起效。

病 因 病 机

本病病位在肌肤，与肺、脾、胃关系密切。多是卫表不固，风寒、风热外袭而客于肌表，致使营卫失调而发；或饮食不节，嗜食肥甘厚味辛辣之品，肠胃积热，复感风邪，内外不得疏通透达，邪气郁闭皮毛腠理而发。此外，情志内伤，冲任不调，肝肾不足，血虚生风、生燥亦可致病。

治疗

处方（图10-10）

主穴：肾上腺、内分泌、对屏尖、风溪。

配穴：肠胃积热者加胃、小肠、大肠；风热外袭加肺、耳尖；肝肾不足者加肝、肾。

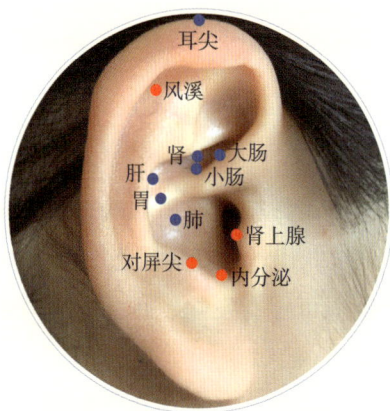

图10-10　荨麻疹耳穴定位示意图

肾上腺：在耳屏游离缘下部尖端，即耳屏2区后缘处。

内分泌：在屏间切迹内，耳甲腔的底部，即耳甲18区。

对屏尖：在对耳屏游离缘尖端，即对耳屏1、2、4区交点处。

风溪：在耳轮结节前方，指区与腕区之间，即耳舟1、2区交界处。

胃：在耳轮脚消失处，即耳甲4区。

小肠：在耳轮脚及部分耳轮与AB线之间的中1/3处，即耳甲6区。

大肠：在耳轮脚及部分耳轮与AB线之间的前1/3处，即耳甲7区。

肺：在心、气管区周围处，即耳甲14区。

耳尖：在耳廓向前对折的上部尖端处，即耳轮6、7区交界处。

肝：在耳甲艇的后下部，即耳甲12区。

肾：在对耳轮下脚下方后部，即耳甲10区。

操作

（1）取一侧主穴和随证选取相应配穴以及相应敏感点进行按摩治疗，或以王不留行或磁珠进行耳穴压丸，胶布固定，按压手法以对压法或直压法为主，嘱患者每日自行按压数次，以出现酸胀感为度。每次贴压一侧耳穴，2~3 天一换，两耳交替操作。贴 10 次为一个疗程，间隔 3~5 日，可开始下一个疗程。或可采用毫针刺法、埋针法等，但需寻求专业针灸医师进行治疗。

（2）耳尖放血法：操作前应按摩耳廓，使其充血。严格消毒放血部位，术者一手捏住耳尖部，另一手用放血针迅速向耳尖刺进 0.1~0.2cm，挤出鲜血 5~10 滴。术后用无菌干棉签按压，不应揉按，以防皮下出血。一般双耳取穴，2~3 天 1 次。

湿　疹

概述

湿疹是由多种内外因素引起的瘙痒剧烈的一种皮肤炎症反应。其特点是剧烈瘙痒，皮损对称分布，多形损害，有渗出倾向，反复发作，容易演变成慢性疾病。临床上根据发病的缓急分为急性湿疹、亚急性湿疹、慢性湿疹三类。本病可发生于任何年龄、任何季节、任何部位，但以先天禀赋不足者易发，冬季常易复发。本病属于中医学"奶癣""浸淫疮"范畴。

耳针治疗湿疹有一定疗效，需要长期治疗。易操作、价格廉，可以减轻患者的经济负担。

病因病机

本病病位在肌肤，与脾关系密切。多由过食辛辣之品或肥甘厚味，脾胃受损，失其健运，湿热内生，兼外受风邪，内外搏结，风湿热邪浸淫肌肤所致；或是久病耗伤阴血，血虚风燥而发病。

治疗

处方（图 10-11）

主穴：内分泌、肾上腺、风溪。

配穴：脾胃积热者加脾、胃；外感风邪者加肺。

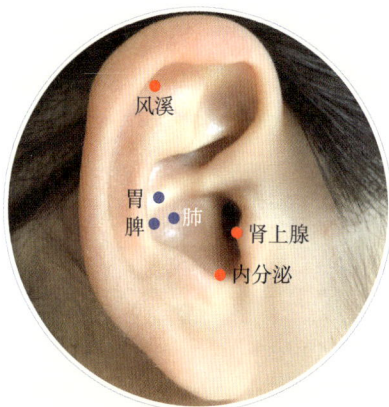

内分泌：在屏间切迹内，耳甲腔的底部，即耳甲 18 区。

肾上腺：在耳屏游离缘下部尖端，即耳屏 2 区后缘处。

风溪：在耳轮结节前方，指区与腕区之间，即耳舟 1、2 区交界处。

脾：在 BD 线下方，耳甲腔的后上部，即耳甲 13 区。

胃：在耳轮脚消失处，即耳甲 4 区。

肺：在心、气管区周围处，即耳甲 14 区。

图 10-11　湿疹耳穴定位示意图

操作

取一侧主穴和随证选取相应配穴以及相应敏感点进行按摩治疗，或以王不留行或磁珠进行耳穴压丸，胶布固定，嘱患者每日自行按压数次，以出现酸胀感为度。每次贴压一侧耳穴，2~3 天一换，两耳交替操作。贴 10 次为一个疗程，间隔 3~5 日，可开始下一个疗程。或可采用毫针刺法、埋针法等，但需寻求专业针灸医师进行治疗。

神经性皮炎

概述

神经性皮炎是一种以阵发性瘙痒和皮肤苔藓样病变为特征的慢性皮肤

病。又称慢性单纯性苔藓。本病特点是剧烈瘙痒，皮损多为圆形或多角形，密集成片，搔抓后皮损肥厚，皮沟加深，皮嵴隆起，日久局部皮肤增厚，干燥粗糙，纹理加深，极易形成苔藓样变。本病好发于颈项、上眼睑、腕、肘、股、膝、腰骶、踝及女阴、肛周等部位，多局限于一处或两侧对称分布。发病人群以中青年人为主，老人及儿童少见。本病属于中医学"摄领疮""牛皮癣"范畴。

本病用耳针疗法治疗效果比较明显，安全无副作用，可以明显改善临床症状，缩短病程。

病因病机

本病病位在肌肤，与肝、肺关系密切。多为风湿热邪阻滞肌肤引起；或病久耗伤阴液，营血不足，血虚生风生燥，皮肤失于濡养而成；或因情志不遂，肝郁化火以致气血运行失职，凝滞肌肤而发病。

治疗

○ 处方（图10-12）

主穴：耳尖、耳背沟、枕、对屏尖、肺。

配穴：肝郁化火者加肝；舌尖红赤者加心。

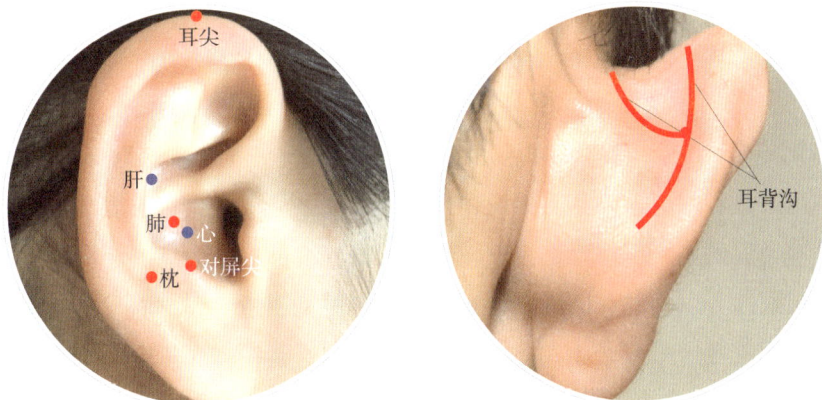

图 10-12 神经性皮炎耳穴定位示意图

耳尖：在耳廓向前对折的上部尖端处，即耳轮6、7区交界处。

耳背沟：在对耳轮沟和对耳轮上、下脚沟处。

枕：在对耳屏外侧面的后部，即对耳屏3区。

对屏尖：在对耳屏游离缘尖端，即对耳屏1、2、4区交点处。

肺：在心、气管区周围处，即耳甲14区。

肝：在耳甲艇的后下部，即耳甲12区。

心：在耳甲腔中心最凹陷处，即耳甲15区。

操作

（1）取一侧主穴和随证选取相应配穴以及相应敏感点进行按摩治疗，或以王不留行或磁珠进行耳穴压丸，胶布固定，嘱患者每日自行按压数次，以出现酸胀感为度。每次贴压一侧耳穴，2~3天一换，两耳交替操作。贴10次为一个疗程，间隔3~5日，可开始下一个疗程。或可采用毫针刺法、埋针法等，但需寻求专业针灸医师进行治疗。

（2）耳尖放血法：操作前应按摩耳廓使其充血，严格消毒放血部位，术者一手捏住耳尖部，另一手用放血针迅速向耳尖刺进0.1~0.2cm，挤出鲜血5~10滴，术后用无菌干棉签按压，不应按揉，以防皮下出血。一般双耳取穴，2~3天1次。

皮肤瘙痒症

概述

皮肤瘙痒症是一种无明显原发性皮肤损害，而以瘙痒为主要症状的皮肤感觉异常的皮肤病。其特点是皮肤阵发性瘙痒，搔抓后常出现抓痕、血痂、色素沉着和苔藓样变等继发性损害。饮酒之后、被褥过于温暖、情绪变化等都会促使瘙痒发作或加重。临床上根据好发部位分为局限性和泛发性两种。局限性者以阴部、肛周多见，泛发性者可见于全身。本病与年龄和季节有一定相关性，一般老年人多见，多发于冬季、夏季。属于中医学中"风瘙痒""痒风"范畴。

耳针疗法治疗皮肤瘙痒症有一定疗效，在治疗期间患者应清淡饮食，忌食辛辣刺激性食物，少食鱼虾、羊肉等发物。

病因病机

本病病位在肌肤，与肝、肺、脾、胃关系密切。多是血热内蕴，外感之邪侵袭，致血热生风，因而致痒；或久病体弱，肝肾精亏，气血不足，血虚风燥，肌肤失养而致；或肺气虚弱，宣发肃降功能失常，津液不能正常输布、濡养脏腑官窍，肌肤失养，风燥之邪乘虚侵入；或嗜食辛辣、肥甘厚味，损伤脾胃，湿热内生，化热生风，内不得疏泄，外不得透达，郁于皮肤腠理而发病。

治疗

处方（图 10-13）

主穴：耳尖、内分泌、肺、肝、脾、神门。

配穴：肠胃积热者加大肠；烦躁者加枕。

耳尖：在耳廓向前对折的上部尖端处，即耳轮 6、7 区交界处。

内分泌：在屏间切迹内，耳甲腔的底部，即耳甲 18 区。

肺：在心、气管区周围处，即耳甲 14 区。

肝：在耳甲艇的后下部，即耳甲 12 区。

脾：在 BD 线下方，耳甲腔的后上部，即耳甲 13 区。

神门：在三角窝后 1/3 的上部，即三角窝 4 区。

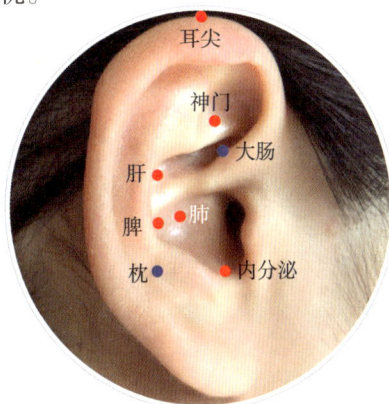

图 10-13　皮肤瘙痒症耳穴定位示意图

大肠：在耳轮脚及部分耳轮与 AB 线之间的前 1/3 处，即耳甲 7 区。

枕：在对耳屏外侧面的后部，即对耳屏 3 区。

🔘 操作

（1）取一侧主穴和随证选取相应配穴以及相应敏感点进行按摩治疗，或以王不留行或磁珠进行耳穴压丸，胶布固定，嘱患者每日自行按压数次，以出现酸胀感为度。每次贴压一侧耳穴，2~4 天一换，两耳交替操作。贴 6 次为一个疗程，间隔 4~6 日，可开始下一个疗程。或可采用毫针刺法、埋针法、耳尖放血法等，但需寻求专业针灸医师进行治疗。

（2）耳尖放血法：操作前应按摩耳廓使其充血，严格消毒放血部位，术者一手捏住耳尖部，另一手用放血针迅速向耳尖刺进 0.1~0.2cm，挤出鲜血 5~10 滴，术后用无菌干棉签按压，不应按揉，以防皮下出血。一般双耳取穴，2~3 天 1 次。

带状疱疹

概述

带状疱疹是由带状疱疹病毒引起的常见皮肤病。临床特点是发病急骤，患部可出现簇集性小水疱，多沿一侧周围神经呈带状分布，疼痛剧烈，严重者可破溃成片。好发于肋间神经、腰神经和三叉神经区域。患者发病前常伴有轻度发热、疲倦乏力、食欲不振等全身症状。有些患者在皮疹消退后会遗留神经痛症状。本病属于中医学"缠腰火丹""蛇串症""蛇丹"范畴。

耳针疗法治疗本病有一定疗效，尤其在止痛方面，在临床上已得到印证。

病因病机

本病病位在肌肤，与肝、胆、脾关系密切。多因感受风热、湿毒之邪而发病，且与情志、饮食、起居失调等因素有关。基本病机是经络瘀阻，气血凝滞于肌肤。

治疗

○ 处方（图 10-14）

主穴：耳尖、内分泌、耳背沟、肾上腺。

配穴：疼痛剧烈者加神门、枕、肺；情志不遂者加肝、胰胆。

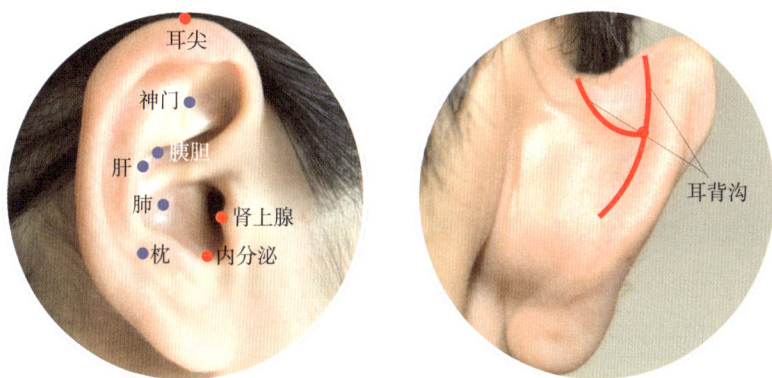

图 10-14 带状疱疹耳穴定位示意图

耳尖：在耳廓向前对折的上部尖端处，即耳轮 6、7 区交界处。

内分泌：在屏间切迹内，耳甲腔的底部，即耳甲 18 区。

耳背沟：在对耳轮沟和对耳轮上、下脚沟处。

肾上腺：在耳屏游离缘下部尖端，即耳屏 2 区后缘处。

神门：在三角窝后 1/3 的上部，即三角窝 4 区。

枕：在对耳屏外侧面的后部，即对耳屏 3 区。

肺：在心、气管区周围处，即耳甲 14 区。

肝：在耳甲艇的后下部，即耳甲 12 区。

胰胆：在耳甲艇的后上部，即耳甲 11 区。

⚙ 操作

（1）取一侧主穴和随证选取相应配穴以及相应敏感点进行按摩治疗，或以王不留行或磁珠进行耳穴压丸，胶布固定，嘱患者每日自行按压数次，以出现酸胀感为度。每次贴压一侧耳穴，2~3 天一换，两耳交替操作。贴 10 次为一个疗程，间隔 3~5 日，可开始下一个疗程。或可采用毫针刺法、埋针法等，但需寻求专业针灸医师进行治疗。

（2）耳尖放血法：操作前应按摩耳廓使其充血，严格消毒放血部位，术者一手捏住耳尖部，另一手用放血针迅速向耳尖刺进 0.1~0.2cm，挤出鲜血 5~10 滴，术后用无菌干棉签按压，不应按揉，以防皮下出血。一般双耳取穴，2~3 天 1 次。

痤　疮

概述

痤疮是一种毛囊、皮脂腺的慢性炎症，又称"粉刺""青春痘"。以颜面、胸、背等处生丘疹如刺为主要临床表现。皮损初起为小疙瘩，形如粟米，其顶端氧化变黑时称黑头粉刺，用手挤压，可见头部成黑色而体部成黄白色的半透明脂栓排出。继续发展可形成结节、脓肿，破溃后形成窦道。愈后可留暂时性色素沉着或轻度凹陷性疤痕。严重者称聚合型痤疮，感染部位较深，出现紫红色结节、脓肿、囊肿，甚至破溃形成瘢痕，或呈橘皮样改变，常伴皮脂溢出。本病多发生于青春发育期男女。属于中医学"面疮"范畴。

耳针疗法治疗本病具有一定疗效，治疗同时应配合清淡饮食。

病因病机

本病病位在肌肤，与肺、脾、胃关系密切。发病原因多与热、湿、毒、痰相关，多是由于肺热熏蒸、血热郁滞肌肤；或嗜食辛辣之品、肥甘厚味，脾胃积热，上蒸皮肤；或因化妆品等因素刺激所致。

治疗

处方（图 10-15）

主穴：耳尖、内分泌、肺、肝、脾、肾上腺、皮质下。

配穴：肠胃积热者加大肠；疼痛剧烈者加神门、枕。

耳尖：在耳廓向前对折的上部尖端处，即耳轮 6、7 区交界处。

内分泌：在屏间切迹内，耳甲腔的底部，即耳甲 18 区。

肺：在心、气管区周围处，即耳甲 14 区。

肝：在耳甲艇的后下部，即耳甲 12 区。

脾：在 BD 线下方，耳甲腔的后上部，即耳甲 13 区。

肾上腺：在耳屏游离缘下部尖端，即耳屏 2 区后缘处。

皮质下：在对耳屏内侧面，即对耳屏 4 区。

大肠：在耳轮脚及部分耳轮与 AB 线之间的前 1/3 处，即耳甲 7 区。

神门：在三角窝后 1/3 的上部，即三角窝 4 区。

枕：在对耳屏外侧面的后部，即对耳屏 3 区。

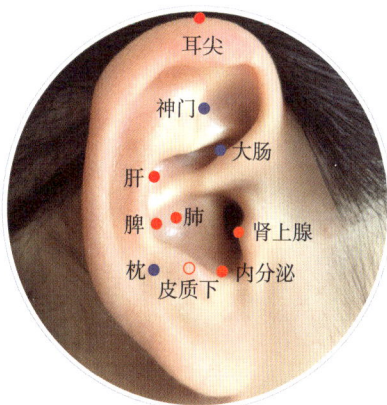

图 10-15 痤疮耳穴定位示意图

操作

（1）取一侧主穴和随证选取相应配穴以及相应敏感点进行按摩治疗，或以王不留行或磁珠进行耳穴压丸，胶布固定，嘱患者每日自行按压数次，以出现酸胀感为度。每次贴压一侧耳穴，2~3 天一换，两耳交替操作。贴 10 次为一个疗程，间隔 3~5 日，可开始下一个疗程。或可采用毫针刺法、埋针法等，但需寻求专业针灸医师进行治疗。

（2）耳尖放血法：操作前应按摩耳廓使其充血，严格消毒放血部位，术者一手捏住耳尖部，另一手用放血针迅速向耳尖刺进 0.1~0.2cm，挤出鲜血 5~10 滴，术后用无菌干棉签按压，不应按揉，以防皮下出血。一般双耳取穴，2~3 天 1 次。

黄褐斑

概述

黄褐斑是一种色素代谢障碍引起的面部色素沉着性皮肤病。由于形状类似蝴蝶，故又称为"蝴蝶斑"。皮损多见于面部，以颊部、颧部及鼻、前额部为主，皮损通常为黄褐色或深褐色的斑疹，大小不一，可相互融合成片状，多呈对称性出现。病变处皮肤表面平滑，无鳞屑，患者一般无自觉症状。此病好发于中青年女性，尤其妊娠中期发病率较高。黄褐斑影响美观，对患者心理健康、工作生活造成巨大的影响，故患者一般都有治疗要求。本病属于中医学"黧黑斑"范畴。

耳针疗法治疗黄褐斑有一定优势，轻者可单独治疗；病情严重者应与其他疗法配合应用。

病因病机

本病病位在肌肤，与肝、肾关系密切。主要为情志失调、气滞血瘀；或肾精不足，虚火上炎，气血不能濡养面部而发病。

治疗

处方（图 10-16）

主穴：耳尖、内分泌、肾上腺、肝、肾。

配穴：月经不调者加内生殖器、盆腔。

耳尖：在耳廓向前对折的上部尖端处，即耳轮6、7区交界处。

内分泌：在屏间切迹内，耳甲腔的底部，即耳甲18区。

肾上腺：在耳屏游离缘下部尖端，即耳屏2区后缘处。

肝：在耳甲艇的后下部，即耳甲12区。

肾：在对耳轮下脚下方后部，即耳甲10区。

内生殖器：在三角窝前1/3的下部，即三角窝2区。

盆腔：在三角窝后1/3的下部，即三角窝5区。

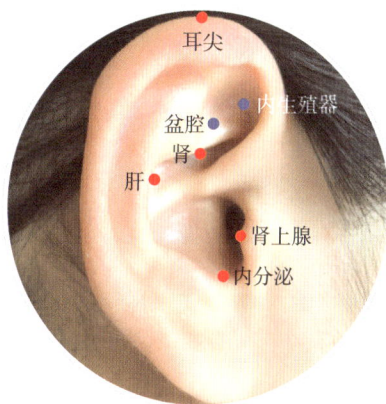

图 10-16 黄褐斑耳穴定位示意图

操作

（1）取一侧主穴和随证选取相应配穴以及相应敏感点进行按摩治疗，或以王不留行或磁珠进行耳穴压丸，胶布固定，嘱患者每日自行按压数次，以出现酸胀感为度。每次贴压一侧耳穴，2~3天一换，两耳交替操作。贴10次为一个疗程，间隔3~5日，可开始下一个疗程。或可采用毫针刺法、埋针法等，但需寻求专业针灸医师进行治疗。

（2）耳尖放血法：操作前应按摩耳廓使其充血，严格消毒放血部位，术者一手捏住耳尖部，另一手用放血针迅速向耳尖刺进0.1~0.2cm，挤出鲜血5~10滴，术后用无菌干棉签按压，不应按揉，以防皮下出血。一般双耳取穴，2~3天1次。

扁平疣

概述

扁平疣是乳头多瘤空泡病毒所致的感染性皮肤病，又称扁瘊。因多发于青年，故又称"青年扁平疣"。表现为表面光滑的扁平丘疹，针头、米粒到黄豆大小，浅褐色或正常皮肤颜色，多呈圆形、椭圆形或不规则的多角形，数目多，散在分布或簇集成群，或如串珠。好发于颜面部和手背，一般无自觉症状，消退期偶有瘙痒感，有时可自行消退，但也可复发。

耳针疗法治疗扁平疣有一定作用，耳穴埋针、耳穴压丸在临床治疗中均取得了较好的效果。

病因病机

本病病位在肌肤，与肺、肝、脾、胃关系密切。多由风热毒邪搏于肌肤，或肝火内动，或脾湿痰瘀郁于肌肤而发病。

治疗

处方（图 10-17）

主穴：神门、皮质下、交感、内分泌、肾上腺。

配穴：风热外袭者加肺；烦躁者加肝；脾湿痰瘀者加脾。

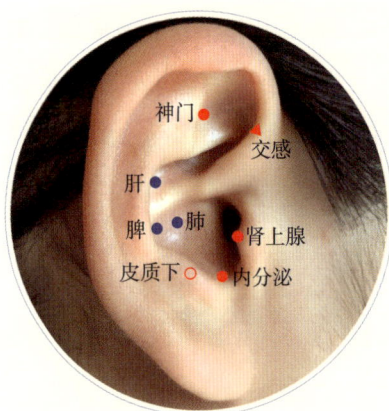

图 10-17 扁平疣耳穴定位示意图

神门：在三角窝后 1/3 的上部，即三角窝 4 区。

皮质下：在对耳屏内侧面，即对耳屏 4 区。

交感：在对耳轮下脚前端与耳轮内缘交界处，即对耳轮 6 区前端。

内分泌：在屏间切迹内，耳甲腔的底部，即耳甲 18 区。

肾上腺：在耳屏游离缘下部尖端，即耳屏 2 区后缘处。

肺：在心、气管区周围处，即耳甲 14 区。

肝：在耳甲艇的后下部，即耳甲 12 区。

脾：在 BD 线下方，耳甲腔的后上部，即耳甲 13 区。

操作

取一侧主穴和随证选取相应配穴以及相应敏感点进行按摩治疗，或以王不留行或磁珠进行耳穴压丸，胶布固定，嘱患者每日自行按压数次，以出现酸胀感为度。每次贴压一侧耳穴，2~3 天一换，两耳交替操作。贴 10 次为一个疗程，间隔 3~5 日，可开始下一个疗程。或可采用毫针刺法、埋针法等，但需寻求专业针灸医师进行治疗。

脱　发

概述

斑秃是一种头发突然发生斑块状脱落的慢性皮肤病，俗称"鬼剃头"。临床表现为头部突然出现边界清楚的圆形或椭圆形斑状脱发，多无自觉症状，脱发区皮肤正常，病程数月至数年不等，多数患者可以自愈。本病可发生于任何年龄，常见于青年，男女均可发病。西医学研究表明该病与遗传、情绪、应激、内分泌失调、自身免疫有关。属于中医学"油风"范畴。

临床上耳针疗法治疗本病取得较好的疗效，治疗期间患者应清淡饮食、规律作息、不熬夜，同时配合头部按摩。

病因病机

本病多由肝肾不足，血虚不能上荣于头；或情志不遂，抑郁化火，血热生风上窜，毛发失于濡养而突然脱落；或情志内伤，气血不畅，气滞血瘀导致毛发失荣脱落；亦可因跌仆损伤，瘀血阻络，清窍失养而毛发不生；久病体虚者亦可发病。

治疗

🔷 **处方**（图 10-18）

主穴：内分泌、肺、肾、肝、皮质下、交感。

配穴：热毒炽盛者加耳尖放血。

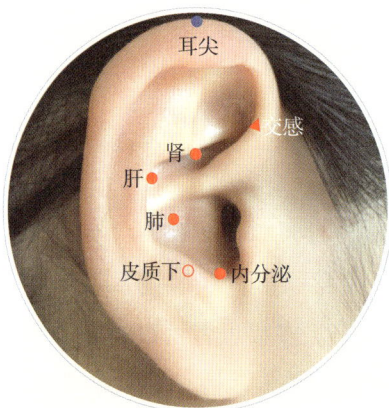

图 10-18　脱发耳穴定位示意图

内分泌：在屏间切迹内，耳甲腔的底部，即耳甲 18 区。

肺：在心、气管区周围处，即耳甲 14 区。

肾：在对耳轮下脚下方后部，即耳甲 10 区。

肝：在耳甲艇的后下部，即耳甲 12 区。

皮质下：在对耳屏内侧面，即对耳屏 4 区。

交感：在对耳轮下脚前端与耳轮内缘交界处，即对耳轮 6 区前端。

耳尖：在耳廓向前对折的上部尖端处，即耳轮 6、7 区交界处。

🔷 **操作**

（1）取一侧主穴和随证选取相应配穴以及相应敏感点进行按摩治疗，或以王不留行或磁珠进行耳穴压丸，胶布固定，嘱患者每日自行按压数次，以出现酸胀感为度。每次贴压一侧耳穴，2~3 天一换，两耳交替操作。贴 10 次为一个疗程，间隔 3~5 日，可开始下一个疗程。或可采用毫针刺法、埋针法等，但需寻求专业针灸医师进行治疗。

（2）耳尖放血法：操作前应按摩耳廓使其充血，严格消毒放血部位，术者一手捏住耳尖部，另一手用放血针迅速向耳尖刺进 0.1~0.2cm，挤出鲜血 5~10 滴，术后用无菌干棉签按压，不应按揉，以防皮下出血。一般双耳取穴，2~3 天 1 次。

第十一章

戒断综合征及预防保健美容

第一节　戒断综合征

概述

　　戒断综合征是指戒烟、戒酒、戒毒后产生一系列神经 – 精神症状，如神经质、紧张、乏力、注意力分散、厌食恶心、心神不宁、头痛、烦躁不安等，常以不同的组合形式出现。

　　临床研究发现，耳针治疗戒断综合征相关症状有一定疗效，患者没有不舒服的感觉。如果症状严重，应配合其他疗法综合治疗。

病因病机

　　尚不明确。

治疗

○ 处方（图 11-1）

　　主穴：肺、口、胃、神门、交感、皮质下、肾上腺。

配穴： 发热者加耳尖放血。

肺： 在心、气管区周围处，即耳甲14 区。

口： 在耳轮脚下方前 1/3 处，即耳甲1 区。

胃： 在耳轮脚消失处，即耳甲 4 区。

神门： 在三角窝后 1/3 的上部，即三角窝 4 区。

交感： 在对耳轮下脚前端与耳轮内缘交界处，即对耳轮 6 区前端。

皮质下： 在对耳屏内侧面，即对耳屏4 区。

肾上腺： 在耳屏游离缘下部尖端，即耳屏 2 区后缘处。

耳尖： 在耳廓向前对折的上部尖端处，即耳轮 6、7 区交界处。

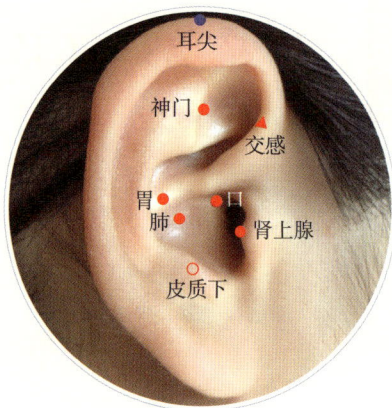

图 11-1　戒断综合征耳穴定位示意图

🔵 操作

（1）在相应穴区选取耳穴以及相应敏感点进行按摩治疗，或以王不留行或磁珠进行耳穴压丸，胶布固定，嘱患者每日自行按压数次，以出现酸胀感为度。每次贴压一侧耳穴，隔日 1 次，两耳交替操作。贴 10 次为一个疗程，间隔 3~5 日，可开始下一个疗程。或可采用毫针刺法、埋针法等，但需寻求专业针灸医师进行治疗。

（2）耳尖放血法：操作前应按摩耳廓，使其充血。严格消毒放血部位，术者一手捏住耳尖部，另一手用放血针迅速向耳尖刺进 0.1~0.2cm，挤出鲜血 10~20 滴。术后用无菌干棉签按压，不应揉按，以防皮下出血。一般双耳取穴，耳尖放血只在发热时使用。

第二节　预防保健美容

预防肥胖

概述

单纯性肥胖症是因诸多因素引起实际体重超过标准体重 20% 以上且排除了神经 – 内分泌或代谢失常的一种疾病。当人体进食热量多于消耗热量时，多余热量以脂肪形式储存于体内，当其量超过正常生理需要量，且达一定值时则演变为肥胖症。一般轻度肥胖患者无明显自觉症状，严重者可出现乏力、气短、头昏、多汗、便秘等症状。本病可发生于任何年龄，中年者居多。近年来青少年肥胖率呈上升趋势。

耳针疗法对预防单纯性肥胖有一定疗效，且作用持久，是一种较为理想的治疗方法，安全无副作用，如果配合体针、中药效果更佳。

病因病机

中医学认为肥胖与人之先天禀赋有关，也可因后天因素引起。饮食不节，过食肥甘、膏粱厚味，久卧、久坐、活动过少，可发为肥胖；脾虚气弱，脾之运化失常，水湿、痰浊、膏脂内生，也发为肥胖。

治疗

○ 处方（图 11-2）

　　主穴：口、食道、胃、十二指肠、内分泌。

　　配穴：便秘者加大肠；腹胀者加三焦。

口：在耳轮脚下方前 1/3 处，即耳甲 1 区。

食道：在耳轮脚下方中 1/3 处，即耳甲 2 区。

胃：在耳轮脚消失处，即耳甲 4 区。

十二指肠：在耳轮脚及部分耳轮与 AB 线之间的后 1/3 处，即耳甲 5 区。

内分泌：在屏间切迹内，耳甲腔的底部，即耳甲 18 区。

大肠：在耳轮脚及部分耳轮与 AB 线之间的前 1/3 处，即耳甲 7 区。

三焦：在外耳门后下，肺与内分泌之间，即耳甲 17 区。

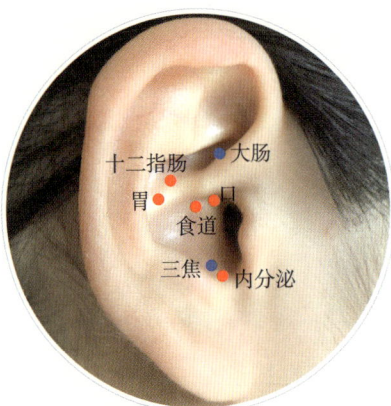

图 11-2　预防肥胖耳穴定位示意图

操作

在相应穴区选取耳穴以及相应敏感点进行按摩治疗，或以王不留行或磁珠进行耳穴压丸，胶布固定，嘱患者每日自行按压数次，以出现酸胀感为度。每次贴压一侧耳穴，隔日 1 次，两耳交替操作。贴 10 次为一个疗程，间隔 3~5 日，可开始下一个疗程。或可采用毫针刺法、埋针法等，但需寻求专业针灸医师进行治疗。

皱　纹

概述

随着年龄不断增长，皮肤缺乏水分、表面脂肪减少、弹性下降，皮肤会出现松弛、皱纹等影响面部美观的衰老现象。此外营养不良或心理负担过重，皱纹也会提前出现。西医学认为皮肤皱纹与紫外线照射、年龄、表情及遗传相关。

现代社会物质生活水平不断提高，人们越来越重视自己的容貌外观，耳针疗法美容抗皱简单有效，越来越受到人们的重视。

病因病机

本病多是由于肝肾亏虚，气血不足不能上荣于面而发病。

治疗

处方（图 11-3）

主穴：内分泌、皮质下、肺。

配穴：肝肾亏虚者加肝、肾。

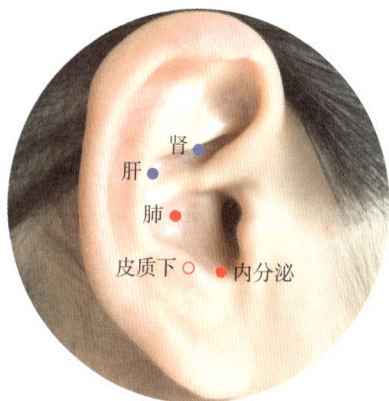

内分泌：在屏间切迹内，耳甲腔的底部，即耳甲 18 区。

皮质下：在对耳屏内侧面，即对耳屏 4 区。

肺：在心、气管区周围处，即耳甲 14 区。

肝：在耳甲艇的后下部，即耳甲 12 区。

肾：在对耳轮下脚下方后部，即耳甲 10 区。

图 11-3　皱纹耳穴定位示意图

操作

在相应穴区选取耳穴以及相应敏感点进行按摩治疗，或以王不留行或磁珠进行耳穴压丸，胶布固定，嘱患者每日自行按压数次，以出现酸胀感为度。每次贴压一侧耳穴，隔日 1 次，两耳交替操作。贴 10 次为一个疗程，间隔 3~5 日，可开始下一个疗程。或可采用毫针刺法、埋针法等，但需寻求专业针灸医师进行治疗。

参考文献

[1] 王燕珍. 耳穴贴压治疗单纯性肥胖50例疗效观察 [J]. 山西中医学院学报，2011，01：46-47.

[2] 纪靖，肖璐. 耳穴贴压治疗椎动脉型颈椎病临床观察 [J]. 新中医，2011，07：106-108.

[3] 朱文红，吴曙粤，杨青，等. 耳穴放血及贴压治疗高脂血症的临床研究 [J]. 吉林中医药，2009，04：308-309.

[4] 孙冬梅，吴富东，单秋华，等. 耳穴贴压治疗女性更年期综合征的临床观察 [J]. 针灸临床杂志，2003，12：34-36.

[5] 薛地成，薛鸿鹏，王慎玉. 耳穴贴压治疗功能性子宫出血54例 [J]. 中国针灸，1994，02：20.

[6] 常玲. 耳针治疗甲状腺机能亢进20例 [J]. 中国针灸，1997，11：665.

[7] 陈锋. 耳针运动针法治疗肩关节周围炎的临床观察 [D]. 山东中医药大学，2014.

[8] 吴仁定，张划代，林凌峰. 耳穴贴压治疗原发性痛经疗效观察 [J]. 中国针灸，2007，11：815-817.

[9] 林源，陈旭军. 耳穴贴压治疗功能性消化不良的临床观察 [J]. 上海针灸杂志，2007，11：16-17.

[10] 曲爱华，丁晓洁，常红. 耳穴压豆治疗小儿遗尿症83例 [J]. 中医外治杂志，1999，03：13.

[11] 黄志勇，陈家凤，黄臻，等. 耳穴贴压配合电针治疗腰肌劳损的疗效观察 [J]. 针灸临床杂志，2014，12：18-20.

[12] 张丽丽. 耳穴诊治腰椎间盘突出症60例的临床观察 [D]. 山东中医药大学，2012.

[13] 袁群，童玲霞. 单用耳穴压豆法治疗婴幼儿腹泻22例疗效观察 [J]. 针灸临床杂志，2000，08：47-48.

[14] 蔡燕. 捏脊疗法治疗小儿消化不良的临床疗效观察 [D]. 湖南中医药大学，2011.

[15] 张孝骞. 中国医学百科全书 [M]. 上海：上海科学技术出版社，1992.

［16］何天有．实用针灸临床手册［M］．兰州：兰州大学出版社，2010．

［17］周新．中华反射学：足疗临床手册［M］．北京：中国医药科技出版社，2004．

［18］东贵荣，马铁明．刺法灸法学［M］．3版．北京：中国中医药出版社，2012：96-112．

［19］高树中，杨骏．针灸治疗学［M］．3版．北京：中国中医药出版社，2012．

［20］梁繁荣．针灸学［M］．上海：上海科学技术出版社，2006：204-296．

［21］石学敏．针灸治疗学［M］．2版．北京：人民卫生出版社，2011：339-574．

［22］周荣，胡玉玲，齐强．实用图示耳穴疗法［M］．北京：学苑出版社，2006：44-133．

［23］吴杞，欧阳颀．图解耳压疗法［M］．北京：人民军医出版社，2007：91-291．

［24］李戈．在家看图做耳压［M］．北京：中国中医药出版社，2012：67-200．

［25］王世豪．图解耳穴疗法［M］．上海：上海科学技术出版社，2008：100-142．

［26］李志道．常见病耳穴治疗图解［M］．天津：天津科学技术出版社，1995：12-56．

［27］王茵萍，仲远明．耳穴治疗新编［M］．北京：人民卫生出版社，2012：83-122．

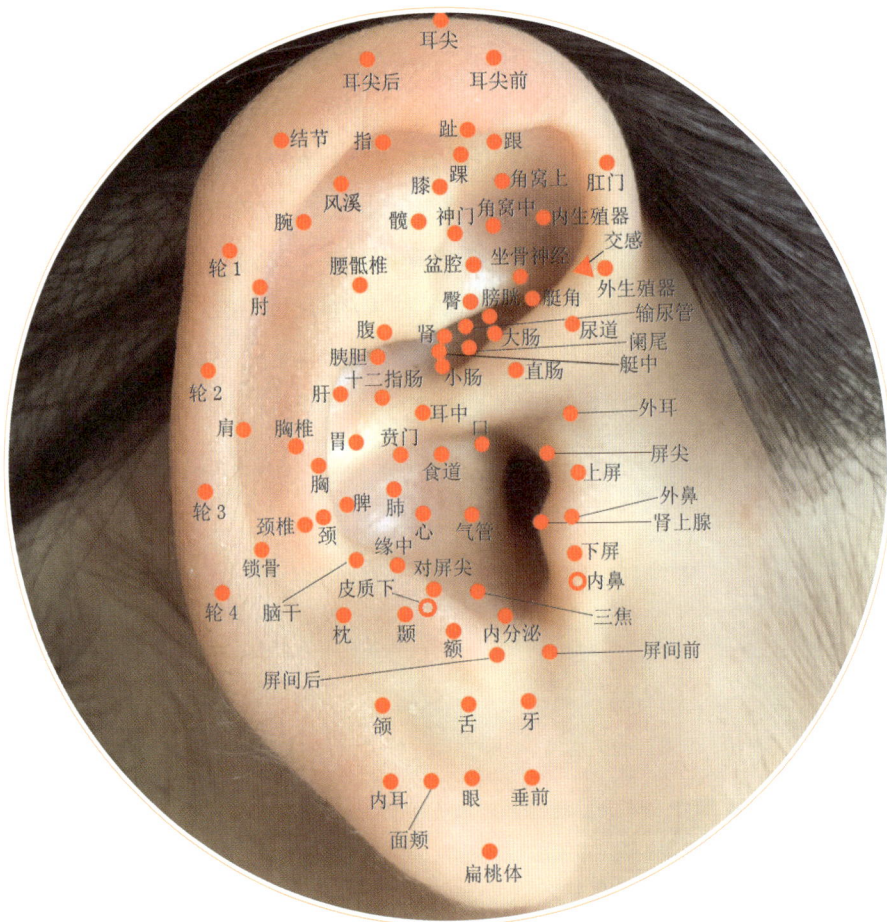

耳廓正面穴位

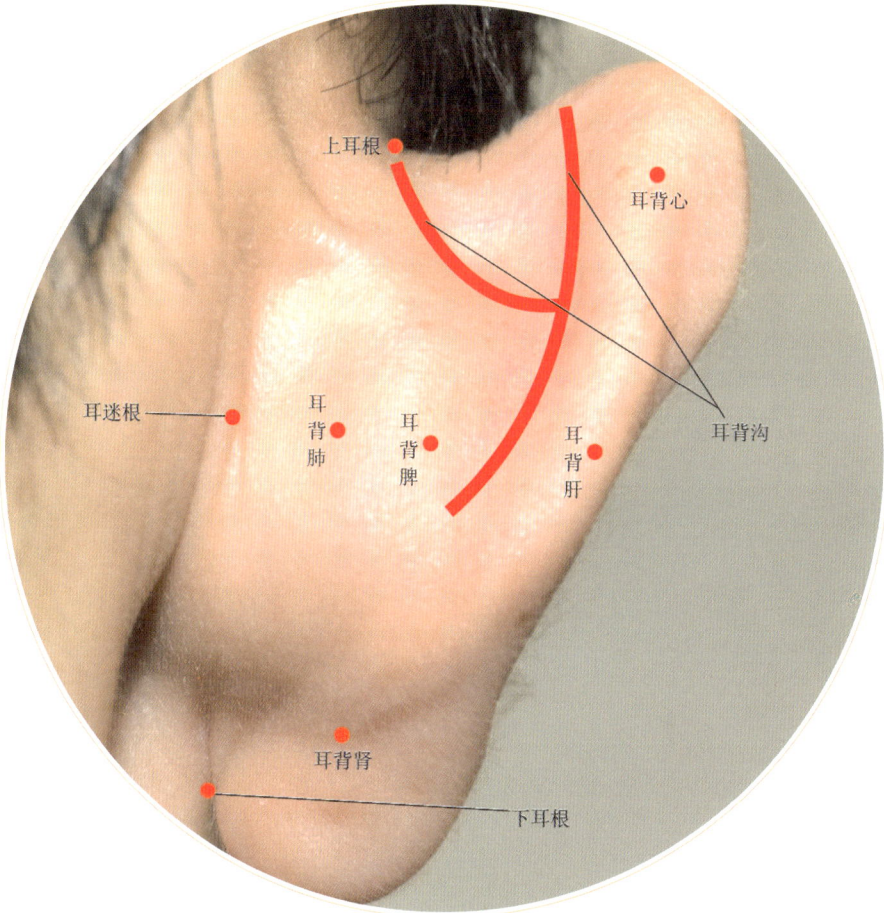

上耳根

耳背心

耳迷根

耳背肺

耳背脾

耳背肝

耳背沟

耳背肾

下耳根

耳廓背面穴位